予防接種は「効く」のか？

ワクチン嫌いを考える

岩田健太郎

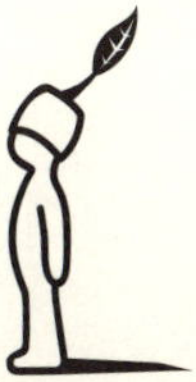

光文社新書

はじめに

この本で考えてみたいこと

フィラント　よくよく人間が憎らしいんだな。
アルセスト　そうだ、憎くて憎くてたまらないんだ。

（モリエール『人間ぎらい』内藤濯訳　新潮文庫）

『人間嫌い』という喜劇を書いたのはモリエール。お察しの通り、本書のサブタイトルのなかの「ワクチン嫌い」という言葉は、モリエールの『人間嫌い』のパロディーです。

世の中にはワクチンを忌み嫌う人たちがたくさんいます。電信柱が高いのも、郵便ポストが赤いのも、すべてワクチンのせい……とまでは言わないまでも、ワクチンはある特定の人たちから、ものすごく毛嫌いされている。曰く、ワクチンは人間の免疫機構を弱めている。曰く、ワクチンを打つと自閉症や喘息になる。曰く、ワクチンを打つと牛になる。とにかく、ワクチンなんて接種しない方が良いのだ――。

このような「ワクチン嫌い」な人たちがいるということ、そのことを、本書では考えてみたいと思います。

日本の医療は、世界的に見て優れているところも劣っているところもありますが、こと予防接種に関する限り、先進国の中ではかなり遅れています。そのため、本来ならもう「かからなくてもよい病気」にかかって苦しんでいる人たちが、あとを絶ちません。このことは非常に重大な問題です。

そんなわけで、予防接種（ワクチン）は、日本でもっともっと普及させなければいけないと僕は思っています。

ワクチンをもっともっと打たなければ、と考える僕の意見は、「ワクチン嫌い」とかみ合わないかもしれません。「ワクチン嫌い」な人たちは僕の見解を面白く思わないかもしれませんね。

けれども、僕が本書でやりたいのは「ワクチン嫌い」批判ではありません。ワクチンが嫌いなんてけしからん、と「ワクチン嫌い」であることを批判したり、非難することは本書の目指すところではないのです。

確かに、ワクチンは「よくない」と主張しすぎるのは問題でしょう。予防接種（ワクチン接種）の否定は、現在の医療の趨勢（すうせい）には噛み合っていません。現代医療の最大の功績が予防接種である、というのは、医療の「常識」だからです。

しかし、現在の「常識」は、将来の「常識」を保証しません。医学の世界は多様ですし、その進歩に応じて「常識」もどんどん変化しています。今日の常識が明日の非常識になることも珍しくないのです。

手を洗うことが非常識だった時代

例えば、中世ヨーロッパにおいては、「瀉血（しゃけつ）」こそが医療のスタンダードでした。瀉血というのは、文字通り「血を抜き取ること」で、これで多くの病気を治療できるというのが「医療の常識」だったのです。

しかし、現在では、瀉血をしてもほとんどの病気に効果がないことが分かっています。むしろ、血のとりすぎで貧血になったりして、多くの方にとって有害な治療だった可能性が高い。

また、感染症を防ぐために医療者が手を洗うことは、現代医療では常識とされています。

しかし、このような「常識」が証明されるまでには、長い時間を要しました。

19世紀のハンガリーに生まれた医師・ゼンメルワイスは、医師が手を洗うことで、産褥（さんじょく）熱という出産後の感染症を防ぐことができることを、臨床試験で証明しました。ゼンメルワイスこそが、手洗いの効果を示した嚆矢（こうし）だったのです。

しかし、当時の医学の「常識」は、

「手を洗ったくらいで病気が予防できるものか」

「産褥熱は出産の宿命のようなもので、減らしたりはできない」

と、いうものでした。肉眼では見えない微生物が感染症の原因であることすら、まだ分かっていなかった昔の話です。手を洗うという行為が病気を減らすという発見は、当時の医学界の「非常識」だったのです。

医学界は先進的なゼンメルワイスの発見を頭から否定してしまいました。失意のゼンメルワイスは職を追われ、後に認知症になって、寂しく精神病院で死んでしまいました。ゼンメルワイスの業績が再評価されたのは、彼が亡くなってずっと後のことです。

このように、僕らは、「正しい医療である」か「間違った医療である」かということを、「現代医学の常識である」という言い方をもって、簡単に断言することができないのです。現在の常識は、未来の真実性を保証したりはしないのです。

医師というのは、ろくに知りもしない薬を処方し、薬よりもいっそうよく知らない病気の治療にあたり、患者である人間については何も知らない連中である。

ヴォルテール

なかなかシニカルな厳しいコメントですが、一面の真実を言い当てているかもしれません。

ですから僕は、「今の医学の常識だから」とか、「アメリカでもそうやっているから」といった「コンセンサスがとれていることが正しいプラクティス」という語り口は、できるだけ避けたいと思っています。今の常識とか、アメリカではこうだああだというのは、ことの妥当性を決して担保しないからです。それに、そういうものの言い方をすると、たいてい「科学では解明できないことが、あるのだよ」と反論されて、議論は平行線ですしね。

「今の常識」を捨てる覚悟を持つ

「科学的に証明されている」という安易な言葉にも要注意です。

科学が何かを「証明する」ためには、たくさんの条件をクリアーしなければなりません。科学的営為が何かを「示唆」したり、「主張」させたり、「問題提起」を行うことはしばしばありますが、真実を証明するのは希有なことです。また、実際証明されたと感じられても、後々になって「誤謬」と分かってしまうこともまれではありません。

千円札にその顔が載っている野口英世は、子どもの時の手の火傷に苦しんだり、貧乏にあえぎながらも苦学し、後にアメリカに留学して活躍した偉人として有名です。彼は、梅毒の原因菌であるトレポネーマ・パリダムの培養に成功したり、黄熱病の原因微生物を見つけた、ワクチンの開発に成功した……と、次々と世の中をあっと言わせる発表を行って有名になりました。

しかし、後の研究で、彼の「科学的発見」はほとんどが誤りだったことが分かっています。

科学的に証明したと思っても、後の研究でひっくり返されるのは、世の常です。手の火傷や貧しさというハンデを乗り越えて、偉業を達成する……という、ヒューマンなエピソードに満ち満ちた「偉人」野口英世の伝記を、僕らは子どもの時、感動して読んだものですが、どんなにたくさんのヒューマンなエピソードがあっても、それはその人物の正しさを担保したりはしないのです。

さらに、「あの人がそう言っていたから」という語り口にも要注意です。

天文学者で作家でもあるカール・セーガンは、次のように述べています。

「科学の核心部では、一見すると矛盾するかに見える二つの姿勢がバランスをとっている。ひとつは、どれほど奇妙だったり直観に反したりしても、新しいアイディアには心を開いておくこと。そしてもうひとつは、古いか新しいかによらず、どんなアイディアも懐疑的に厳しく吟味することだ。そうすることで、深い真実を深いナンセンスからより分けるのである」

科学者はいつでも「現在の常識」を捨てる覚悟を持っていなければいけません。そうしなければ医学の進歩はあり得ないからです。

しかし、不思議なことに、本来もっとも柔軟な頭脳と臨機応変な態度を必要とする医学者ほど、保守的で頑迷で、狭量だったりします。大学の医者なんて特にそうです。ほんと、不思議だなあ。

僕らはですから、「今の常識」をいつでも捨てることができる、柔軟な頭と勇気を持つ必要があります。どんな見解も頭から「正しい」と鵜呑みにしない、健全な猜疑心も重要です。

多くの人は、科学的な吟味と自らの信念を混同しています。「この学説を信じる」「信じない」という物言いがそれを象徴しています。

僕はある病気の治療についての論文を紹介した時、ある医者から、

「先生はこの論文を信じますか」

と訊かれて、えらくびっくりしたことがあります。科学論文は読んで吟味するだけで、信じたり信じなかったりするものではないのです。その論文が妥当かどうかは検証できますが、「信じるべきか」どうか、という命題は科学的ではありません。

でも、多くの議論は、妥当性の吟味というよりはむしろ、信念の主張に費やされてしまうのです。僕はこのことを、有名な「前橋レポート」を例に検討してみたいと思います。

ワクチンだけを見ていてはワクチンは語れない

ワクチンを語る時、「俺は正しいと思う」「おまえは間違っているに違いない」という口調は妥当な議論を導きません。むしろ、「俺もまた間違ってんじゃないのかなあ」くらいの「健全な猜疑心」があった方がよいのです。

僕はいわゆるワクチン開発の専門家とか、ウイルス学の専門家ではありません。現場で感

染症の患者を診療している、外来で予防接種を腕に注射している、現場の人間です。

だから、

「おまえはワクチンを開発しているのでもないし、ウイルス学の権威でもないくせに、何を偉そうに予防接種の話をするのだ?」

という批判もあるかもしれません。

ワクチン学者やウイルス学者は、家造りに例えていうならば、建築学の研究者や設計士にあたります。僕の仕事はさしずめ、現場の大工のようなものです。カンナを引いたり、トンカチで釘を打ったりする仕事です。

それでは、良い家を造る時、あるいは良い家について考える時、建築学の研究者や設計士だけが議論すればよいのでしょうか。

もちろん、その方が良い部分もあるでしょう。でも、どうせやるなら、住宅会社や、住宅ローンを組む銀行員、現場の大工、そして何よりユーザーたる家の住人も巻き込んで、いろいろ話をした方が、良い家になるような気がしませんか?

設計士と大工はどっちが大事? なんて、不毛な議論です。もちろん、どちらも大事で、両者がいなければ良い家は生まれないのです。一般的に、「あれか? これか?」という命題の立て方は、一つレベルの低い、幼稚な命題です。「あれも、これも」という考え方だってあるのです。

僕は、ワクチン開発者やウイルス学者の先生方の仕事、業績に、深く敬意を払っています。僕たち臨床屋のプラクティスのほとんどが、基礎科学者の長い地道な努力の成果に裏打ちされているからです。基礎医学の先生方がいるからこそ、臨床屋は仕事ができるのです。俺の方が偉い、とかあいつらは黙っていろ、なんて申し上げる気持ちは毛頭ありません。

そうではなくて、僕のような現場の医者が予防接種のあり方にコミットすることで、今までとはまた一つ違う角度から光を当てられるんじゃないかなあ、と提案申し上げたいのです。一般に同一の価値観を持った人たちだけの集まりよりも、多様なプレイヤーが参加した方が、重層的で深みのある議論が可能です。一方向から「だけ」で行う議論は、どこか一面的で穴が生じやすいものです。

そのことを僕らはいろいろな経験から知っています。本書で紹介する「ＡＣＩＰ会議」（ワクチン接種に関する諮問委員会）もその一つです。アメリカでワクチンのあり方を決める会議で、多様なプレイヤーが参加しています。

単一の価値観だけに頼っていると、たとえその知識や技術が最高レベルにあったとしても、うまくいかないものです。多様な見解、多様な価値観、多様な声が大切なのです。これを僕はポリフォニー（多声性）と呼んでいます。ポリフォニックなアプローチが大切なのです。ＡＣＩＰ会議はこれを具現化したのでした。

もちろん、ＡＣＩＰはすべての成功を保証しませんし、実際に大失敗もしています（これも後述）。だから、多様なプレイヤーによる重層的な議論「であれば」なんでも上手くいく、なんて楽観論は持てません。

これはあくまでもあり方の一つであって、ソリューションのすべてではないのです。ワクチンが感染症対策におけるソリューションのすべてではないのと同じように、です。ワクチンだけを見ていてはワクチンは語れません。

そんなわけで、これからワクチンについて、そして「ワクチン嫌い」について「カンナを持った大工」がお話ししてみようと思います。どうかみなさん、最後までおつきあいください。

２０１０年９月　猛暑の車中で　岩田健太郎

目次

はじめに　3
この本で考えてみたいこと／手を洗うことが非常識だった時代／「今の常識」を捨てる覚悟を持つ／ワクチンだけを見ていてはワクチンは語れない

1章　ワクチンをめぐる、日本のお寒い現状――21
「それは予防接種の功績なのか?」／ワクチン中止と感染症の復活／「ワクチン・ギャップ」――お寒い日本の事情／麻疹を「仕方のない病気」と考えるのは日本だけ／やっと認可されたＨｉｂワクチンは高額で予約待ち／抗生物質はワクチンの代わりにはならない／開発に優れるが、運用の質が低い日本

2章　ワクチンとは「あいまいな事象」である――39
白でも黒でも、善でも悪でもない／２００９年のパンデミックが議論にもたらした成熟／ダブルバインドな予防接種／作為過誤回避から不作為過誤回避へ？／「叩かれたくない」――という行動原理／成熟を欠くマスメディア／マスコミのバッシングには、マスコミ・パッシングを／本当にダブルバインドなのか

3章　感染症とワクチンの日本史――戦後の突貫工事――62
死亡原因のほとんどが感染症だった時代／戦後の突貫工事で作られたワクチン制度／日本の予防接種法ができるまで／軍隊的発想による集団接種／先進国の文脈で語れない国もある／集団接種はよくないものなのか／ゼロリスクという幻想／リスクはゼロにできない、から始まる発想

4章　京都と島根のジフテリア事件――ワクチン禍を振り返る――83

毒素そのものが混入したワクチン／バラックでのワクチン製造／世界で起きたワクチン禍による被害／なぜ検定の「すり抜け」が起きたのか／責任追及の問題／被害者がいれば加害者が必要という世界観／被害者への十分なまなざしは必要／すべてのプレイヤーが責任を感じ、改善に向かう工夫

5章　アメリカにおける「アメリカ的でない」予防接種制度に学ぶ――102

なぜかワクチンに関しては「アメリカ的」でなくなるアメリカ／ＡＣＩＰという優れたシステム／透明性を支える「プロとしての矜持」／Ｈｉｂの成功で積極的になったアメリカ／添付文書は「聖典」ではない

6章　1976年の豚インフルエンザ——アメリカの手痛い失敗——114

外交事件と同様に分析された「ワクチン事件」／恐るべきスペイン風邪の再来？／未知の事態にとるべきアクションは——／チャンスを活用するか否かのジレンマ／「起きたらどうしよう」から「起きるだろう」への変化／「何かをするべき」という空気／別の感染症流行による不安が、ワクチン接種を後押し／相次ぐギラン・バレー症候群／「すべきこと以上をしてしまった」情熱

7章　ポリオ生ワクチン緊急輸入という英断——日本の成功例——135

ポリオワクチンの開発——生ワクチンと、不活化ワクチン／広がるポリオの集団感染——自己負担が足かせに／生ワクチンの開発と「実験投与」／生ワクチン輸入の決断と、流行の収束／「福音」から「災厄の種」へ——実際のポリオより大きくなった副作用

8章　「副作用」とは何なのか？――146

社会問題化しはじめた副作用／予防接種法の大幅改正／「同意方式」と低下する接種率／相次ぐ訴訟――「個人防衛」重視の姿勢へ／予診表に署名は何のため？――「患者中心の医療」という名の責任回避／「副作用」と「副反応」――言葉の問題／現象と言葉とその解釈の難しさ／ＭＭＲと自閉症論文事件／チメロサールと自閉症？

9章　「インフルエンザワクチン」は効かないのか？
――前橋レポートを再読する――166

One for all, all for one ――個人の免疫、群れの免疫／「効果なし」の根拠となった前橋レポート／現在の目で再検証してみる／雑ぱくな研究レポート／続々発表されている「集団予防効果あり」の論文／ワクチンの「外れ年」でさえも、

死亡率を下げる効果がある

10章　ワクチン嫌いにつける薬――181

脚気の論争――帰納法がうまくいく例が多い医療の世界／血液中のIgGか鼻腔粘膜上のIgAか――理論は後からついてくる／ワクチン嫌いとホメオパシー／間違いだらけの主張や陰謀論／「ワクチンが無効」という主張だけは反証しておきたい／自然でないワクチンは体によくない？／パピローマウイルスワクチンで不妊になる？――陰謀論は常に流れる

あとがき　202

予防接種関連の略年表　213

参考文献（参考論文・ウェブサイト）　217

1章　ワクチンをめぐる、日本のお寒い現状

「それは予防接種の功績なのか？」

20世紀の医学領域における最大の貢献は、ワクチンと抗菌薬がもたらした。こんな言い方をされることがあります。

18世紀ごろにジェンナーが種痘を発明して以来、数多くのワクチンが開発され、その一部はある種の感染症を撲滅したり、征圧することに成功しています。種痘は天然痘のワクチンですが、死亡率30％というこの恐ろしい病気は、現在、地球上から姿を消しました。ワクチンの偉大なる功績です。

ただ、ワクチンの成果については異論もあるようです。

ホメオパシーの実践者であるトレバー・ガンは、麻疹や破傷風、百日咳などは、予防接種の導入前からすでに死亡率が下がっていると指摘しています。

また、猩紅熱など、実際には有効なワクチンが存在しない感染症も、同時期に死亡率が減少しています。19世紀から20世紀にかけて世の中から感染症が激減したのは、予防接種の功績だけとはいえないのではないか。

僕はこの指摘には一理あるだろうと思います。僕ら医者は、予防接種とか抗生物質のような、いわゆる医学マターのツールだけが、医療における功績の担い手であると、どうしても考えがちです。でも、そうとばかりはいえません。

感染症を減らす要因はたくさんあります。上下水道の整備、人々の栄養状態の改善、清潔な生活と教育……。こういったたくさんの要素が、感染症の減少に寄与している可能性は高いでしょう。予防接種「だけが」感染症の減少に寄与している、というのはちょっと言いすぎだと思います。

しかし、ここでもう少し丁寧に考える必要があります。

予防接種だけが感染症の減少に寄与しているわけではない、という命題は真かもしれません。しかし、そのことは、「予防接種は役に立っていない」とは同義ではありません。

うーん、卑近な例で言うならば、「男は顔だけじゃないよ」というのと、「男は顔なんてどうでもよい」というのは同じ意味ではないでしょう。……ご理解いただけましたか？

前者は、男は顔以外にも大事なものがあるという意味で、けれどもそれは、顔が不要だとか大事じゃないというわけではなく、そっちも大事という意味も暗に含んでいます。後者は男の顔を真っ向から否定していますね。

予防接種だけが大事ではない、という言い方を、「予防接種は役に立たない」という言説に安易に拡大解釈したり、巧みにすり替えたりしてはいけないのです。

ワクチン中止と感染症の復活

1974年、クーレンカンプらは、22人の小児発達障害やてんかんのケースを紹介し、これは全細胞百日咳ワクチン接種のせいではないかと考えました。これをメディアが大々的に取り上げ、イギリスでは百日咳の予防接種率が81％から31％にまで激減。10万例の百日咳と31人の死亡者が出ました。

しかし後の研究では、発達障害やてんかんと、ワクチンの関係はないものと分かりました。ワクチンを接種されていない子どもでも、同様の確率で、やはり発達障害やてんかんを発症していたのです。イギリスではこの教訓を重く見て、百日咳ワクチンを今も積極的に運用しています。

日本でも同様のことが起きました。日本脳炎ワクチンです。

日本脳炎は、コガタアカイエカ（蚊）から感染する脳の炎症です。日本脳炎ウイルスを豚が持っていて、その豚を刺した蚊がウイルスを有するようになる。その蚊が人を刺すために、脳炎が発症するのです。一度脳炎を発症すると死亡率は20％程度と高く、治療法が確立していません。したがって予防が大切、ということになります。

日本脳炎ワクチンは、日本では勧奨接種という名前で予防接種制度に組み込まれていました。しかし、１９６７年から公費負担による予防接種となり、事実上の定期接種となっていました。

２００５年、日本脳炎ワクチンの「積極的勧奨の差し控え」が行われ、接種率が大きく低下します。これは２００３年に起きた、ワクチンに関連するＡＤＥＭ（アデム：急性散在性脳脊髄炎（せきずいえん））と呼ばれる副作用が問題とされたためです。「積極的勧奨の差し控え」というのは分かりづらい言葉ですが、医療現場では「原則接種してはだめ」というふうに解釈され、日本脳炎予防接種は、この年から事実上中止されます。

その結果、これまでほとんど発生していなかった日本脳炎の患者、そして死亡者が見られるようになったのでした。

２００９年になって、ようやく副作用の少ない新しいタイプのワクチンが使用されるようになったのですが、この空白期間に、それまで非常にまれだった日本脳炎が復活してしまったことは大きな問題となりました。小児ではほとんど見られていなかった日本脳炎ですが、２００６年に熊本県の３歳児が、２００７年には広島県で19歳の方が、そして２００９年には高知県の１歳児と熊本県の７歳児が、それぞれ日本脳炎を発症しています。

予防接種をやめてしまうと感染症が増える。このことは予防接種が感染症を減らすのに寄与していることを示唆しています。

確かに上下水道の整備、栄養状態の改善などの諸条件は、感染症を減らすのに大いに寄与しているでしょうが、それに加えて予防接種が感染症の減少に一役買っていることも、決して無視してはいけないでしょう。そして、予防接種を安易に中止してしまうとその感染症が増えてしまうリスクも、これらのエピソードは教えてくれます。

「ワクチン・ギャップ」——お寒い日本の事情

では、日本の予防接種は現在、どのようになっているのでしょう。

実は日本のワクチン事情はお寒い限り。アメリカなど諸外国との差は開く一方で、先進国から20年くらいは遅れているといわれています。最近のこの状態を「ワクチン・ギャップ」なんて呼ぶこともあります。

表1を見てください。どうでしょう。日本とアメリカを比べると、日本の方がずっと、三角やバツが多いのが分かりますね。

アメリカの方で提供されていないのは、日本脳炎やBCGです。日本脳炎は現在アメリカ国内では発生がありません。BCGは結核のワクチンですが、残念ながらあまり発症予防には寄与しないと考えられています。ただ、新生児の重症結核は予防できるのではないかという意見もあり、アメリカよりも結核の多い日本では、今でもBCGを継続しています。国立成育医療研究センター感染症科の齋藤昭彦先生は、日本でもBCGの中止を検討すべきではないかとおっしゃっています。

アメリカでは、65歳以上の高齢者には、肺炎予防のための肺炎球菌ワクチンの接種が推奨されています。原則、無料でこのワクチンの接種を受けることが可能です。成人用肺炎球菌

表1　日本とアメリカにおける予防接種(2010年9月時点)

ワクチンの種類	日本	アメリカ
ＢＣＧ（結核）	○	×
ＤＰＴ（ジフテリア、百日咳、破傷風の三種混合ワクチン）	○	○
ポリオ	○	○
麻疹	○	○
風疹	○	○
おたふく風邪（ムンプス）	△	○
日本脳炎	○	△
インフルエンザ（パンデミックＨ１Ｎ１をのぞく）	65歳以上、およびリスクのある60歳以上は定期接種	６ヶ月から18歳、および50歳以上、年齢に関係なくリスクのある方
水痘	△	○
Ａ型肝炎	△	○
Ｂ型肝炎	△	○
肺炎球菌（乳児用）	△	○
肺炎球菌（成人用）	△	○
インフルエンザ菌（Ｈｉｂ）	△	○
髄膜炎菌	×	リスクのある方に
ヒトパピローマウイルス（ＨＰＶ）	△	○
ロタウイルス	×	○
帯状疱疹	×	○

○　定期接種。原則無料
△　任意接種。原則有料
×　承認されていない

〔※注〕現在、アメリカではMMRという三種混合ワクチンで麻疹、風疹、おたふく風邪のワクチンが、日本ではMRという二種混合ワクチンで麻疹、風疹のワクチンが提供されることが多い。

ワクチンがアメリカにおいて導入されたのは、１９８０年代のことです。

ところが、日本では現在においても、肺炎球菌ワクチンは「任意接種」。つまり、お金を自分で払って「勝手に接種してください」という状態です。２００３年の時点で、アメリカの65歳以上の、実に60％以上が、肺炎球菌ワクチンの接種を受けていましたが、日本ではたったの数％程度でした。最近こそ自治体における公費助成を行うところも出てきて、だんだん接種率は高まっていますが、未だに彼我の差は大変に大きいのです。

肺炎球菌ワクチンの臨床効果は、イマイチ分かりづらいところがありました。だから、積極的に使わなくてもよいのでは、という意見もありました。

ところが最近、老人保健施設に入所している高齢者に接種すると、肺炎球菌による肺炎が減ったり、その肺炎による死亡者が減少することが臨床研究で判明しました。しかも、大変皮肉なことに、この研究を発表したのは、肺炎球菌ワクチンが先進国でもっとも普及「していない」日本の研究者だったのです（Maruyama ら　BMJ 2010）。

麻疹を「仕方のない病気」と考えるのは日本だけ

麻疹という病気があります。「はしか」とも呼ばれます。日本では昔から、「はしかにかかるようなもので」という表現にも見られるように、この病気は「かかっても仕方のない病気」だと考えられてきました。

麻疹は非常に流行しやすく、たくさんの患者が発生します。確かに、麻疹一例一例をとってみると、めったなことでは患者さんは亡くなったりはしないのですが、たくさんの人がかかってしまうと、結構な死者が出てしまうのです。

同じように「死亡率は低いのに死亡者が多く出る病気」に、インフルエンザがあります。一般的にインフルエンザは、かかってもいずれは回復する病気です。百人のインフルエンザ患者さんがいても、99人、あるいはそれ以上が元気になってしまう病気です。

では、放っておいてよい病気かというと、そういうわけではありません。なぜかというと、インフルエンザは流行しやすいので、たくさんの患者さんが発生するからです。個々の死亡率は低くても、患者数がべらぼうに増えると、死亡者の数は増えてしまいます。

日本でも毎年冬になるとインフルエンザが流行します。流行の度合いによって死亡者数が異なりますが、多い時は日本だけで、年間１万人以上の方が亡くなっています。麻疹も同様で、かかっても死亡する確率は低いのですが、感染者が増えていくと、その低い死亡率もバカにはできなくなってしまうのです。

現在、麻疹は、予防接種でほぼ完璧に予防できる感染症と考えられています。実際、多くの先進国では、麻疹ワクチンを含むMMRというワクチンを普及させ、ほとんどの国から麻疹はなくなってしまいました。韓国では2000年から2001年にかけて麻疹の流行が起きました。そこで麻疹の根絶を計画し、徹底的な予防接種の普及を行いました。そして2006年には麻疹根絶宣言を出すまでにこの病気を克服したのです。

ところが、日本では現在でも麻疹の流行が見られている。日本は、「麻疹ワクチン後進国」なのです。カナダやアメリカでは、日本は「麻疹を輸出している国」という、ありがたくないレッテルすら貼られています。

これは、日本において、MMRワクチンの副作用によって、無菌性髄膜炎を発症した患者が認められたためでした。そのため、1993年4月末をもって、MMRは定期接種プログラムから外されるのですが、その後どうするかについては未検討なままだったのです。MMRの副作用を減らしたMRワクチンというものを定期接種に再度組み込んだのは、2006年になってからのことでした。

やっと認可されたHibワクチンは高額で予約待ち

逆に、比較的発生数が少ないのだけれど、死亡率が高いためにワクチンを接種する場合もあります。例えば、インフルエンザ菌による感染症です。

名前が紛らわしいので勘違いされやすいのですが、「インフルエンザ菌」とはインフルエンザの原因ではありません。インフルエンザはインフルエンザ・ウイルスが原因となります。インフルエンザ菌は、細菌という種類の微生物で、ウイルスとは違うものです。

ああ、だんだん分からなくなってきた。だから、感染症学って人気がないのです。

ウイルスと細菌は違うのです。どう違うのかというと……うーん、一番手っ取り早くいうと、抗生物質が効かないのがウイルス。抗生物質で殺すことができるのが細菌。こんなふうに理解してもらえばよいかな。おおざっぱには間違っていないと思います。ウイルス学者や細菌学者の先生には怒られてしまいそうですが。

あと、普通の顕微鏡（光学顕微鏡）で見えないほど小さいのがウイルス、見えることが多いのが細菌です。このように理解してもよいでしょう。これも専門家の先生にはイヤな顔されるだろうな。

１９１８年にインフルエンザが大流行した時（これを俗に「スペイン風邪」と呼んでいま

す）、ウイルスがその原因だとは分かっていませんでした。患者さんの検体を顕微鏡で見ると細菌が見える。うん、これがインフルエンザの原因じゃないかと「勘違い」したのです。これがインフルエンザ菌。つまり、インフルエンザ菌は「インフルエンザの原因と勘違いされて名付けられた」からこのような名前なのです。紛らわしいから、誰か改名してくれないかな。

　そのインフルエンザ菌には、タイプｂというのがいます。長いので、Ｈｉｂ（*Haemophilus influenzae* type b）と略されます。「ひぶ」と読むことが多いです。Ｈｉｂは子どもの命に関わるような重症の感染症、細菌性髄膜炎とか急性喉頭蓋炎の原因として知られています。

　現在、アメリカなど多くの先進国では、このようなＨｉｂの重症感染症はほとんど見られなくなりました。なぜなら、Ｈｉｂの予防接種が普及しているからです。いまやＨｉｂワクチンは途上国でも普及してきています。図１はアフリカはガンビアの西部地域におけるＨｉｂワクチンとＨｉｂによる髄膜炎の関係です。5歳未満の人口10万人あたりの髄膜炎の発生率が、Ｈｉｂワクチンの接種により低下しているのが分かります。

　インフルエンザ菌ワクチン（Ｈｉｂワクチン）がアメリカで導入されたのは、１９８０年

図1　ガンビア西部地域におけるHib髄膜炎の発生率（人口10万人あたり）

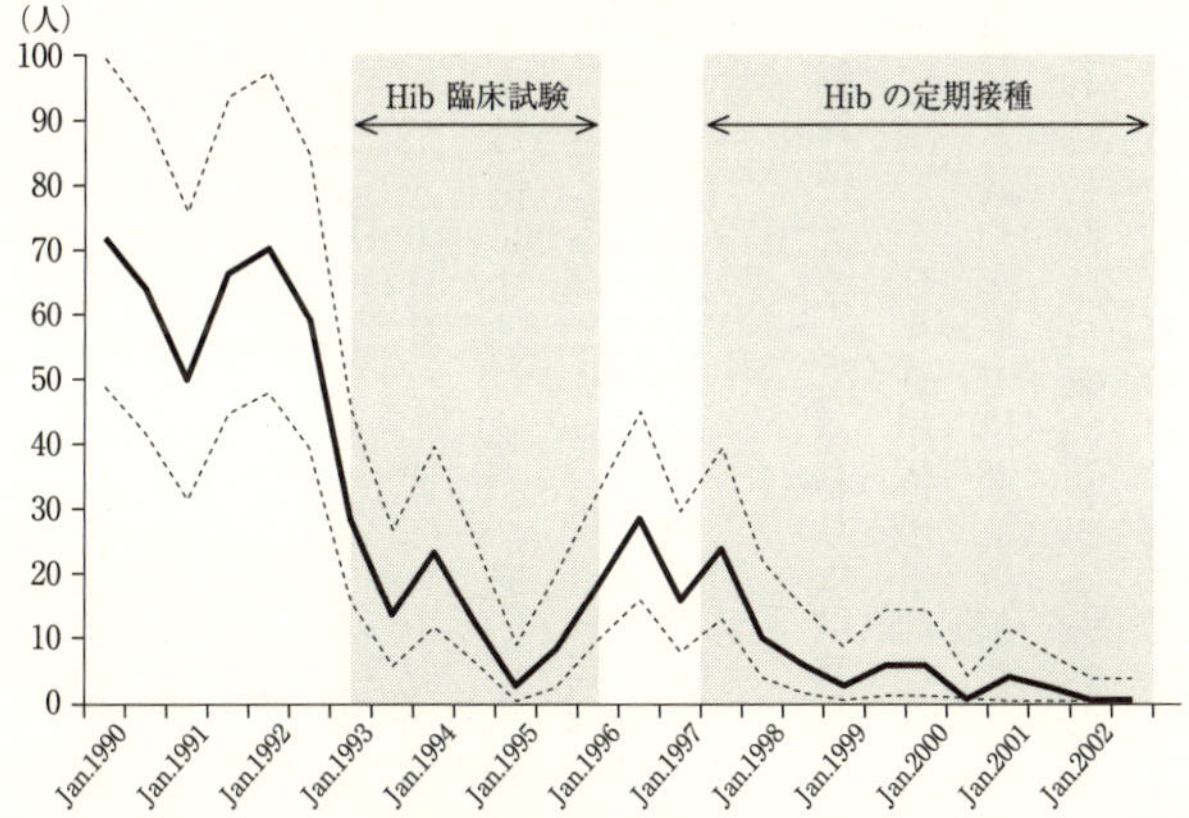

※上下の点線は95%信頼区間　（Adegbolaら　The Lancet 2005より）

代のことです。これが日本では、ようやく２００８年に認可・発売されたばかりです。しかも、日本におけるＨｉｂワクチンは、任意接種で全額自己負担であり、一人あたり計３万円程度の出費が強いられます。

　これではなかなか普及しません。日本には細菌性髄膜炎の発生数を正確に示すデータベースがないのですが、定点たる医療機関からの報告によると、２００６年の細菌性髄膜炎の患者報告数は３５０名で、病原体の届け出があった患者の約40%がＨｉｂによる髄膜炎というものでした。

　現実には、毎年日本で何例のＨｉｂ髄膜炎が発生しているのかははっきりしません。これは報告システムの問題でもありますが、髄液の培養検査がきちんと行われているか、という検査体制の問題でもあります。

同じように、髄膜炎のような怖い感染症を起こす菌に、肺炎球菌があります。そう、高齢者の肺炎の原因として先に紹介した肺炎球菌ですが、髄膜炎の原因にもなるのです。この菌は高齢者だけではなく、小さい子どもにも怖い病気を起こすのですが、これまでの肺炎球菌ワクチンは小児には効果が高くないため、接種されてきませんでした。

ところが、１９９０年代に、小児向けに開発された肺炎球菌ワクチンがアメリカに導入され、肺炎球菌による髄膜炎が劇的に減少しました。日本ではようやく２０１０年に承認されました。ところがこれも、Ｈｉｂ同様、任意接種のワクチンでして、高額なワクチンとなります。このワクチンの恩恵を、すべての小児が受けるわけにはいかないのです。

抗生物質はワクチンの代わりにはならない

日本では、１９９０年代後半になっても、「日本はアメリカと違って医療事情がよく」「予防的投与と言った形で早期に抗菌薬が投与され」るためにワクチンは必要ない、という論調すらありました（日本内科学会雑誌座談会　１９９７年）。抗菌薬とは抗生物質とほぼ同じ意味だと思ってください。日本では抗生物質があるんだから、ワクチンなんて必要ないじゃないか、という論調もあった（今もある）のです。

残念ながら抗生物質がワクチンを完全に代用することはありません。

まず、ワクチンで予防する病気の多くは、ウイルス性の感染症です。ウイルスには抗生物質は効かないのでしたね。ですから、こうした感染症に関しては、抗生物質がワクチンの代わりをしてはくれないのです。

次に耐性菌の問題があります。インフルエンザ菌にしても、肺炎球菌にしても、抗生物質を使っているとだんだん耐性菌が増えていきます。抗生物質ばかりに頼っていると、耐性菌が増えて大事な抗生物質が効かなくなってしまうのです。ですからワクチンでしっかり予防をして、抗生物質をあまり使わないようにした方が得策です。

また、副作用も問題です。抗生物質も医薬品ですから、わずかな確率ではありますが副作用が発生します。ワクチンの副作用も問題ですが、抗生物質の副作用も等しく問題です。抗生物質の使用量が増えればその副作用発生数も増えてしまうでしょう。

抗生物質は感染症に対する非常に強力な治療薬で、これからも大切に使っていくべきですが、みだりに使うのはよくないわけです。使わなくてすむなら使わないのが理にかなっています。ワクチンで病気を予防し、不要な抗生物質の使用を減らすというのは、理にかなっているのです。

開発に優れるが、運用の質が低い日本

アメリカでは定期接種になっているA型肝炎ワクチン、B型肝炎ワクチン、水痘（水ぼうそう）ワクチンなども、日本では未だ任意接種です。ロタウイルス（嘔吐下痢症の原因となる）ワクチンなど、承認すらされていないワクチンも多いのです。世界保健機関（WHO）も、B型肝炎ワクチンは、流行のある地域のすべての小児に接種するよう推奨しています。またWHOは、ロタウイルスワクチンもやはりすべての小児に接種するよう求めています。

日本では、B型肝炎については、母子感染の予防にのみ執心し、性感染症としてのB型肝炎の存在は無視されてしまっています。

例えば、1986年の日本内科学会講演会において、市田文弘氏は、性感染症としてのB型肝炎を認識しているにもかかわらず、「HBV（B型肝炎ウイルス）の感染経路の主たるものは血液を介する場合であり、一般社会においては特別な予防対策の必要性はさほど高くない」と述べています（市田　日本内科学会雑誌　1986年）。

我が国では1986年から、母子感染予防のためのHB（B型肝炎）免疫グロブリンとH

BVワクチンの接種事業が行われていますが、WHOが推奨する小児の定期接種には至っていません。近年ようやく性感染症たる水平感染についても重要性が認識されるようになりましたが、多くの小児はB型肝炎ワクチンの接種を受けていません。

B型肝炎ウイルスによる慢性肝炎は、肝硬変、肝細胞がんの原因となることはよく知られています。ここでも日本と諸外国の見解に大きな差が見られているのです。

またアメリカでは、高齢者用の帯状疱疹(たいじょうほうしん)ワクチンが、すでに推奨予防接種のスケジュールに組み込まれています。水痘の既往歴がある人は、将来、帯状疱疹に苦しむ可能性があるためです。実は、このワクチン株は日本で1970年代に開発されたものを応用しているのです。

日本ではこれまでも質の高い予防接種が開発されてきたのですが、その運用の質が低いのです。例えば、世界で初めて水痘ワクチンを開発したのは日本で、今でもWHOに認められているのは〝岡株〟と呼ばれているものですが、先にも述べたように、アメリカで定期のこのワクチンも、日本では任意です。せっかくの製品も、運用の質が低いため、国内では活かされていません。ただただ外国を益しているのみなのです。

ヒトパピローマウイルス（HPV）ワクチンというのもあります。HPVは子宮頸(けい)がんの原因と考えられ、ワクチンによって子宮頸がんの発症やその死亡が抑えられるのではないかと期待されています。

日本では子宮頸がんが年間1万5000人発症し、2500人が死亡しているといわれます。若い女性に起きるがんということで、とても大事な問題です。このワクチンも日本で最近発売されましたが、やはり任意接種で大変高価なのが問題です。

このように、日本は世界に比べると、ものすごく予防接種の運用面では遅れているのです。

2章　ワクチンとは「あいまいな事象」である

白でも黒でも、善でも悪でもない

なぜ日本の予防接種はこんなに世界に比べて遅れているのか。一般的に指摘されているのは、以下のような理由です。

1. ワクチン行政にビジョンがない
2. 国内メーカーの開発力不足
3. 国民への情報提供が上手でない
4. 感染症にまつわる学術界の努力と工夫が足りない

5．メディアの一方的な「ワクチン嫌い」的報道

まあ、しかし、このような「事物的な」問題よりも、むしろ本質的な問題を見据えた方が価値が高いのではないかと僕は思います。すなわち、「そもそもワクチンとは何なんだ」という「そもそもそも」論です。

まずワクチンというのは、絶対的な存在ではありません。ワクチンを接種されたとしてもやはりその病気にかかってしまうことは、あります。反対にワクチンを打たなくても病気にかからないラッキーな人もいます。

つまりワクチンとは、あくまでも相対的な存在なのです。白黒はっきりしない煮え切らない存在なのです。このことをまず確認すべきでしょう。

例えば、インフルエンザワクチンを接種してもインフルエンザになってしまう人はいますし、ワクチンを打たなくてもかからない人はいます。

しかし、たくさんの人を集めて数えてみると、やはりワクチンを打った人の方がワクチンを打たない人に比べるとずっとインフルエンザにかかりにくいのです。このことは本書の後の方で詳しく説明します。

要するにワクチンとはシートベルトのようなものです。シートベルトをしたからといって交通事故に遭わないとか、交通事故で死なないことを保証するものではありません。シートベルトをちゃんとしていても交通事故で亡くなる不幸な人はいるでしょう。しかし、そのような例でもって「シートベルトなんていらないよ」と断じてはいけないのです。

「俺は今までワクチンなんか打ったことないけど、インフルエンザになったことなんかないよ。だから大丈夫だよ」というのは、「俺は今までシートベルトもせずに運転してきたけど一度も事故に遭っていない。だからシートベルトなんていらない」というのと全く同じ論理構造をしています。

個人の体験（過去）は未来の何ものも保証しないのですが、僕らはしばしば過去の体験を未来への担保にしてしまいます。

2009年のパンデミックが議論にもたらした成熟

なぜこんな回りくどい話をしているかというと、過去、日本の予防接種にまつわる議論はとても幼稚（ナイーブ）だったからです。予防接種という複雑であいまいな事象を、子どもっぽく単純に、そしてナイーブに認識してきたのでした。煮え切らない問題に白か黒か、善か悪か、という単純な図式でけりをつけようとしてきたのでした。

日本の大人には子どもっぽい、平坦な議論しかできない人がとても多いのです（むしろ僕よりお年を召した方により多い）。僕は彼らを「白髪の小児」と呼んでいます。

しかし、そのように幼稚だった日本の予防接種界でも、ようやく成熟した議論が行われはじめているような気がします。

転機は2009年に流行したインフルエンザのパンデミックでした。この問題を契機に、日本における予防接種の議論にもようやく「成熟さ」の兆しが見られてきました。複雑なものを複雑なままに、あいまいなものをあいまいなままに直視し、丸ごと受け入れ、大人の見識と正義感と矜持（きょうじ）でもってあるべき道を指し示そう、という姿勢があちこちで垣間見られるようになってきたのです。HPVワクチンやHib、肺炎球菌ワクチンも、公費助成や予防接種法における定期接種への組み込みが真剣に議論されるようになりました。

もはや、「日本では重厚で複雑な議論はむりなんだよ」とニヒルに構える必要はないと僕は思います。日本人は少しずつ成熟しているのです。

インフルエンザの流行はある種の厄災ではありましたが、僕たち予防接種に関係する人たちの精神を鍛え、成熟させるためには、効果のある「苦い良薬」という側面も持っていたのです。冷たい北風が強靱で気骨あるバイキングを育てるように。

これはチャンスです。ぜひ今というこの機会に、皆さんもワクチンについて考えてみませんか？　ワクチンを善悪・正邪・是非という二項対立的な、幼児っぽい文脈で語るのはもうやめにしましょう。その先に、ようやく世界に紹介しても恥ずかしくないような、誇りを持って紹介できる我が国の予防接種行政が生まれてくるはずです。

ダブルバインドな予防接種

ここにAという選択肢とBという選択肢の二つがあります。あなたがAを選択すると「なんでそんなことするんだ」と非難囂々。ではと思ってBを選ぶと、同じ人たちからやはり「なんでそんなことを」と怒鳴られる。

あなたは困ってしまいます。

これがグレゴリー・ベイトソンが「ダブルバインド」と名付けた状況です。こんなところに陥ってしまうと、にっちもさっちもいかないですね。

予防接種をめぐる問題は、一見するとこの「ダブルバインド」な状況であるかのように思えることがあります。ワクチンを打つと副作用が起きる。ワクチンを打たないと病気になってしまう。どっちに転んでも問題が起きる。

特に予防接種行政に関わっているキープレイヤーたちは、このダブルバインド状態に陥って頭を抱えてしまっているようです。そりゃ、悩むわな。

このことを手塚洋輔は、『戦後行政の構造とディレンマ――予防接種行政の変遷』のなかで、「作為過誤と不作為過誤のディレンマ」と称しました。この『戦後行政の～』は日本の予防接種行政の歴史をレビューした本で、とても面白いです。本書の多くもこの本からの情報に依(よ)っています。手塚先生にはこの場を借りて深くお礼申し上げます。

作為過誤回避から不作為過誤回避へ？

さて、作為過誤とは「何かのアクションをとって間違っちゃう」ということです。不作為過誤とは「アクションをとらなかったがゆえに間違っちゃう」ということです。

例えば、ワクチンを打って副作用が起きた場合は作為過誤ですし、ワクチンを打たずに対象たる病気で苦しんだ場合は不作為過誤です。どっちに転んでも問題になるので、「ディレンマ」となるわけですね。

『戦後行政の～』で手塚先生は、戦後間もない予防接種行政は、予防接種をガンガン推し進める、いわゆる「不作為過誤（ワクチンを打たずに病気が流行る）」回避の方向にあったと指摘しています。そのため、ワクチンの副作用たる「作為過誤（ワクチンを打って被害が起きる）」には、どちらかというと寛容というか無関心でした。

これが、時代が下るにつれて感染症が減少していき、その一方で、ワクチン副作用に対する訴訟やメディアの批判を受けて、より「作為過誤」回避的になってきた。

つまり、実際の感染症が流行するのを座して見ている（不作為過誤）方が、ワクチンを打って副作用が起きる（作為過誤）よりもまし……、という考え方に変わってきたというのです。不作為過誤回避から作為過誤回避への歴史的な変遷です。

例えば、後述するポリオです。１９６０年ごろ、日本ではポリオの流行が起きました。これに対して、行政の対応が不十分であるという批判が強まり、厚生省（当時）は日本では極めて異例の、外国からのワクチン輸入というアクションを起こしました。

これは手塚先生的には「不作為過誤の回避」という行動です。

その後、１９８０年代、インフルエンザやＭＭＲなど、ワクチンによる副作用が問題になりました。１９９４年に予防接種法は改正され、予防接種に対する積極性というか強制性は弱まりました。これは「作為過誤の回避」という行動です。

このように見ると、確かに手塚先生がご指摘されるように、日本の予防接種行政の歴史は、不作為過誤回避から作為過誤回避へ転換しているように見えます。

「叩かれたくない」——という行動原理

しかし僕はむしろ、それは作為過誤か不作為過誤かというよりも、単純にメディアなどに「より批判されない方」に行政が流れているだけだと思います。

例えば2009年に流行したH1N1インフルエンザの場合はどうでしょうか。

あの時厚生労働省は、積極的な患者隔離や強度な検疫活動を行いました。「何か起こったらどうなるんだ」という姿勢で、比較的軽症のインフルエンザに対して、強い態度で臨んだのです。これは不作為過誤を回避する行動です。そしてそれが「やりすぎである」という批判を受けて対応を緩和したのです。

したがって、日本の医療行政が、不作為過誤回避から作為過誤回避という歴史的テーゼの流れを経ている、そこに歴史的必然というか、歴史の大河が流れているという解釈は、ちょっと違うのではないかと僕は思うのです。

日本の医療行政はもっと場当たり的で短慮です。

要するに、その行動原理は「批判されたくはない」「叩かれたくはない」です。感染症の流行で叩かれれば不作為過誤回避的になり、ワクチンの副作用で叩かれれば作為過誤回避的になる。このような場当たり的な態度だけがそこにあると思います。歴史的な趨勢や必然、あるいは深遠なる思想や熟慮がそこにあるわけではないような気がします。

木田元は『反哲学入門』（新潮社）の中で、丸山眞男の思想の変遷について解説しています。当初丸山は、朱子学から徂徠学への展開が、ドイツのゲマインシャフトからゲゼルシャフトへの展開に似ていると論じました。歴史的な思想の変遷がある、と主張していたのです。しかし後期の丸山は、「つくる」「うむ」「なる」の三つの動詞に人間の思想のパターンは分類され、それは時代の変遷とは関係ないと考えるようになりました。

高尚な丸山哲学から急に卑近な話になって恐縮ですが、僕も、手塚のように厚労行政の思想に歴史的変遷があったと考えるよりも、厚労省の基本的な行動原則が、時代を超えて「批判されたくない」に集約している、と考えています。

話がだいぶそれました。ダブルバインド状態の話でした。「批判されたくない」が唯一の行動原理である厚労省の官僚にとって、ダブルバインド状態は一番困った問題です。なにしろどっちに転んでも叩かれることが、ダブルバインドなのだから。

このようなダブルバインド状態を回避する一番簡単な方法は、「見なかったことにする」ことです。どちらかを、見ない。例えば副作用のことは「見なかったことにする」。あるいはワクチンで予防できる病気については「見なかったことにする」。——こうすれば、（少なくとも表面上は）ダブルバインド状態は存在しないことになります。

「なにがなんでもワクチン推進派」が前者で、「ワクチンと名のつくものはすべて悪」、というワクチン反対派（あるいは「ワクチン嫌い」）が後者になります。

さて、事物のある一面だけ見て、他を一切無視するというのは小児の態度です。およそ、物事の一面だけにしか価値を見いださず、自分にとって都合の悪い側面を一切無視してしまう。このような一意的な態度をとる子どもっぽい人たちを、僕らはファンダメンタリスト（原理主義者）と呼びます。成熟した大人であれば、たとえ自分に都合が悪い事実であっても、それを正視し、物事の両面を見なくてはいけません。

ダブルバインドな状態とはつまり、成熟した大人であれば避けることのできない宿痾のようなものです。成熟した大人が扱う事物のほとんどは、「あちらを立てればこちらが立たない」微妙な難しい問題です。煮え切らない、すっきりしない、一意的に解決策のない悩ましい状態です。その煮え切らない問題を、「煮え切らない問題」としてまるごとそのまま受け入れ、受け止め、そして落としどころを探しに行くのが、成熟した大人の態度です。

成熟とはあいまいさと共に生きていく能力のことだ、

……といったのはフロイトでした。予防接種行政に携わる人たちは「予防接種の副作用が問題でありながら、予防接種で病気を予防しなければならない」という難問に立ち向かっています。それは悩ましい難問であり、試練であるとも解釈できます。

しかし一方、それは成熟した大人にだけ与えられた「特権」というとらえ方もできるのではないでしょうか。

予防接種に携わる、ということは、大人の仕事をする、ということなのです。あいまいさを受け入れることができない、子どもっぽくナイーブなファンダメンタリストたちは、このような高級な作業には向いていないのですから。

だから、予防接種に携わる人たちは、「自分たちの行っている営為の高貴さ」を認識し、矜持を持って任に当たるべきだと思います。適当にごまかしたり、やっつけ仕事で後任に丸投げしたり、逃げたりしてはいけないのです。あいまいさを直視し、あいまいさと共に生きる。成熟した大人の仕事なのです、予防接種に関わるとは。

成熟を欠くマスメディア

ちなみに、このような難しい問題に、簡単な、単純なソリューションを提供しようと試みるのが、いわゆるマスメディア、特に新聞とテレビだと僕は思います。

予防接種の問題は複雑で難しい問題なのにもかかわらず、マスメディアの世界では議論は矮小化され、単純化され、分かりやすい「物語」と化しています。例えば、「ある被害が起きた場合は、そこに加害者がいなければならない」という勧善懲悪の「物語」です。

後述する京都・島根のジフテリア事件——１９４８年に起きたジフテリアのトキソイド（不活化ワクチンの一種）による死亡者が多発した事件で、同年11月10日の朝日新聞は、「責任の追及は第一である」と報じています。

問題の原因究明よりも、責任の追及を第一義的な目標にしてしまっている。これは「かわいそうなワクチン副作用の被害者にかわって、俺たちが悪い奴らを（どこかに設定して）懲らしめてやる」という話法です。

なぜワクチンによる被害が起きたのか、どうやったら同じような被害が将来起きることを回避できるのか。朝日新聞の文章にはそのような建設的な議論がありません。ただ、悪者を見つけて懲らしめて、溜飲を下げるという、安っぽい時代劇のような鼻息の荒さだけがそこにある。

ワクチンに関係した問題について（そしてその他の多くの問題についても）、このような「被害者に対応する加害者を設定して責任を追及する」という構図でしか、マスメディアは語る方法を知りません。このようなメディアの論調が、ワクチン製造者、行政担当者、医療現場を恐怖させ、萎縮（いしゅく）させ、ワクチン問題への妥当な取り組みを妨げてきたのです。

日本の予防接種が世界から遅れ、多くの患者が不要に苦しんできた責任のすべてが、マスメディアにあるとは僕は思いません。なぜなら、程度の差こそあれ、諸外国でもメディアの論調というのは似たようなものだからです。そして、そのようなメディアの糾弾的な論調に簡単に萎縮してしまった関係者のプロフェッショナリズムの欠如、気概のなさにも大いに問題があったと僕は思います。

けれども、そういう問題を差し引いても、日本をワクチン後進国にしてきたことに関して、メディアの責任は非常に大きいのです。

マスコミのバッシングには、マスコミ・パッシングを

最近思うのですが、僕らはそろそろマスメディアを黙殺する、「マスコミ・パッシング」

という戦略を積極的に採用する時にきていると思います。

僕は今、新聞を取っていません。出張に行った時にホテルに届く朝刊くらいしか読みません。テレビもほとんど見ません。以前はスポーツ中継と映画、そしてドキュメンタリーくらいは見ていましたが、映画もたまーに映画館に行くか、レンタルDVD以外は見なくなり（最近はそれもなかなか見る時間がありませんが）、ドキュメンタリーも、演出たっぷりの一種の「フィクション」だと認識するようになってから、ほとんど見なくなりました。

インターネットの普及で、テレビとか新聞というメディアの必要性が薄れてしまったから、という側面もあると思います。けれど、もっとも大きな理由は、「マスメディアからは欲しい情報が得られない」からです。日本のテレビや新聞では、謎が解けるよりも謎が増えてしまうことが多いのです。いつも同じ語り口、いつも同じ論調、いつも同じ仮想敵とそのバッシング、ということで展開はワンパターンなのですね。

今朝（2010年9月4日）、たまたまつけたテレビで偶然、帝京大学病院でアシネトバクター感染症が多発し、死亡者が出たことが報じられていました。しかし、僕はそのニュースを見ていて、何のことだかまったく理解できませんでした。

アシネトバクターは院内の感染症を起こすことで有名で、そのこと自体は珍しいことではありません。病院に過失があったのか、あるいはその他の原因があったのか、ニュースはそのあたりについては一切語りません。そのテレビのニュースは「なんとなくある大学病院が悪いことをしている」ような印象を、映像からメッセージとして伝えていますが、具体的に何がどう問題だったのかはまったく理解できないのです。

僕のような感染症のプロが見てもさっぱりなのですから、一般の方には全然理解できなかったのではないでしょうか。結局そのニュースが伝えたかったことは、「大学病院がひどいことをやっている」っぽいメッセージを全国に流しただけなのでした。

ちなみに、病院で抗生物質を使うのは当たり前です。そこにはたくさんの病人がいて、感染症がたくさん起きていますから。抗生物質を使うと、細菌もむざむざと殺されたくはないので、耐性を作って抗生物質を無効にします。そうすると、新しい抗生物質を使わなければならなくなります。さらに耐性菌が出現します。

したがって、耐性菌が病院に出現するのは、病院が病院である限り、絶対について回る宿痾です。これをゼロにすることは（今の科学では）原理的に不可能です。

だから、僕ら感染症屋の仕事は、耐性菌や院内感染をゼロにすることではありません。耐性菌を早く見つけ、素早くこれに対応し、リスクを最小限にとどめることが仕事です。

一番恐ろしい病院は、「うちには耐性菌も院内感染もありませんよ」と喧伝する病院です。それは必要な耐性菌探しを怠っており（菌は肉眼では見えませんから、簡単に「なかったこと」にできます）、院内感染も認識できていないからです（なんだかよく分からないけど患者が急変して死んでしまった……というふうに）。

２００９年にインフルエンザのパンデミックが起きた時、関係者が一様に言っていたのは、「とにかく大変だったのはマスコミ対応だった」でした。先日インフルエンザに関するリスクコミュニケーション・ワークショップをやったのですが、多くの方が「今後どのようにしてマスコミに対応していくかが課題だ」とおっしゃっていました。しかし、パネリストのお一人だった内田樹さんはこれに対して、「メディアはシャットアウトした方がよいと思いますよ」とおっしゃっていました。僕もそう思っていたので我が意を得たり、でした。

なぜ、みんな一所懸命メディアの言いなりになり、彼らの要求に応じ、そして親切丁寧に対応し、記者会見に応え、お辞儀をしなければならないのでしょう。だったら、「今忙しいから、取材には応じられません」と一言言えばよいだけなのではないでしょうか。

そういうことをすると、「情報を隠蔽（いんぺい）している」とか批判されますが、じゃあ、メディアに情報を開陳したらきちんとそれを報道してくれるかというと、そんな保証はありません。

どうせ記者会見をやったって、正確な情報は流してはくれません。

メディアに情報を開陳しなければならない義務など、実はどこにもないのです。むしろ、これだけ情報開示のツールが増えたのですから、なにか開示しなければいけない情報は、自分のホームページやブログかツイッターか、そういう媒介を介して公開すればよいではないですか。

今、芸能人などは、結婚の情報などを記者会見ではなくブログに公開することがありますよね。そしてメディアも「ブログによると」と、これを情報のソースに芸能ニュースを報じています。ブログに公開すれば、メディアがいい加減なことを書いたとしても、すぐに元のブログというソースを担保にして真偽を確認できます。一種のトライアンギュレーション（三角測量的検定）ができます。

この方法を使えば、いい加減なことを書くメディアもだんだん淘汰（とうた）されていくのではないでしょうか。まあ、メディアに批判されても、テレビも新聞もスルーして見なければ、全然気にならず問題にもならない、という考え方もありますが。

僕は2ちゃんねるとか掲示板の類（たぐい）は見ないので、自分のことがたとえそこでボコボコに言われていても全然気になりません（というか気がつきません）。ああ、それで思い出しましたが、僕は匿名コメントというのが個人的に嫌いです。それは感情的な嫌悪なので、別に匿名コメントをされる方そのものを否定したりはしないのですが。

ですから、僕のブログやアマゾンの書評で、きついコメントをされても全然気になりません。自分の名前を出すリスクを冒さない暴言の類は、トイレの落書きとほとんど同じだと僕は思っているので、微笑みをたたえて黙殺するだけなのです。

話を戻します。厚労省の行動規範は「批判されないこと」であり、その批判者はメディアです。僕は彼ら（厚労省の役人）によく言います。官僚はメディアがいい加減なことを書くといつも不満を言い、軽蔑するくせに、メディアに批判されることを極度に恐れるのはおかしいのではないか、と。そんなに軽蔑の対象にしているのなら、軽くスルーしちゃえばよいのに。別に選挙に出るわけじゃないんだから（選挙に出る政治家の方はメディアに露出しないと当選しづらいようですね）。

メディア・パッシングをすれば、「批判をされないための」という行動規範がなくなります。情報公開は自らのツールを使って行います。そうしたら、今度こそ「本当の行動規範は何か」というより深い命題を検討できるはずなのです。いい考えだと思うけどなあ。

本当にダブルバインドなのか

ここで、少し視点を転じてみましょう。そもそも、本当に予防接種とは「あちらを立てればこちらが立たない」ダブルバインドな状態なのでしょうか。

すでに立てた前提を覆す。いきなり「ちゃぶ台ひっくり返し」ですみません。でも、物事を考える基本は「前提を疑う」ところにあるのです。科学的にものを考える時は、常に健全たる猜疑心を持ち、「前提」「常識」を疑い続けなければなりません。

だってそうじゃないですか。ほとんどの人はワクチン接種を受けても副作用は起きません。起きたとしても、針を刺した部分がちょっと腫れて痛い、それも数日で消えてなくなる……程度の軽い副作用なことがほとんどです。命に関わる大きな副作用や、生涯にわたる重い障害の発生することは極めてまれな出来事です。圧倒的大多数の人にとって、予防接種はネガティブな存在ではないのです（もちろん、子どもにとっては痛くて泣いてしまいますから、そういう意味ではネガティブな存在ですが）。

同じように、予防接種を受けなかった人でも、多くの人は病気になったりはしません。肺炎球菌ワクチンを接種されないということは、「肺炎になる」ことを断言するものではありません。子宮頸がんワクチンを接種しないからといって「絶対に子宮頸がんになる」わけで

図2　予防接種の効果と副作用

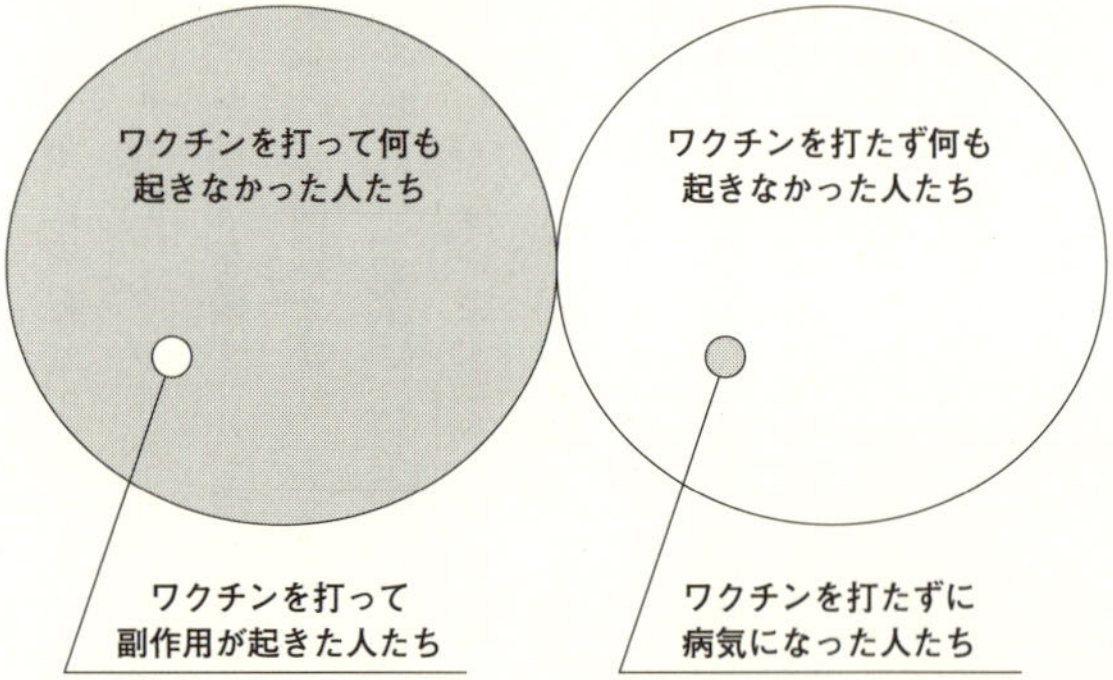

はなく、これも大多数の女性はワクチンなしでも子宮頸がんにはならないのです。

予防接種とは多くの場合、少数の病気になってしまう人を念頭に置いた、多数の人への措置なのです。どうしてかというと、その多数の人の中で、誰が少数の病人になってしまうのか、予見することは不可能だからです。図にするとこんな感じです（図2）。

厳密に言うと、「ワクチンを打っても病気になる人」もいますが、話がややこしくなるのでここでは省略しています。

要するにここで申し上げたいことは、予防接種を打っても打たなくても、多くの方には何も起きない、ということです。

これが予防接種の本質です。

ごく少数の人が予防接種の恩恵を受けて病気を回避でき、ごく少数の人が予防接種を受けなかったがゆえに病気になって苦しみます。

そして、簡単に言うと、予防接種を行う価値のあるワクチンというのは、この「予防接種をせずに病気に苦しむ人」と「予防接種を打って副作用で苦しむ人」とを比較し、前者が後者よりも大きい場合（単純に数的な問題ではないので、ここでの「大きい」はいろいろなことを意味しています）をいうのです。

ややこしかったですか？　でも、がんばってこの部分さえ理解しておけば、予防接種の本質は理解できるのです。

さて、というわけで、マジョリティ（過半数の人たち）にとっては、予防接種は打っても打たなくてもネガティブな存在ではありません。つまり、ダブルバインドでも何でもないのです。（相対的には）少数の方がワクチンの副作用に苦しみ、そして少数の方がワクチンで予防できる（はずであった）病気に苦しむのです。

もちろん、マイノリティ（少数派）であるから、無視してもかまわないということはありません。ただ、僕らがワクチンについて語る時、マジョリティ（多数派）たる「何も起きなかった人たち」があたかも存在しないかのように、マイノリティを過度に強調することがあります。これは僕たちがまれな事象をことさらに大きく扱い、よくある事象、定期的な事象を無視するというへんてこなクセをもっているためです。

典型的には、マスメディアがそうですよね。「犬が人を噛むとニュースにはならないが、人が犬を噛むとニュースになる」と揶揄されるように、メディアは「まれな事象」しか扱いません。また、新規の問題は取り扱いますが、継続されている問題はほったらかしです。

日本で初めてエイズの患者さんが見つかったときは、大騒ぎをしましたが、今でも毎年1000人以上の感染者が生じていることはほとんど注目されません。何十年も前からある高額の借金はなぜか気にならないのに、昨日借りた10万円は心に重くのしかかるのとも似ています。2009年に流行した「新型」インフルエンザも、最初の10人くらいの時は大騒ぎでしたが、患者さんが1000万人以上発生していた冬の時期の方が、メディアも国民も静かでした。被害が大きくなるほど報道されなくなる、というのはちょっと考えると奇妙な現象です。

本当は、常態的に起きている「犬が人を噛む」方に対策の力を注ぐべきで、人が犬を噛んだという「珍事」については、「まあ、そんな不思議なこともあるんだねえ」と苦笑いし、肩をすくめるのが大人の態度なのですが。

もちろん、「人が犬を噛む」ことと、ワクチンの副作用を同列に扱ってはいけません。だから僕はワクチンの副作用で苦しんだという「まれな事象」をほったらかせとか、ワクチンで予防できたはずの病気で苦しんだという「まれな事象」を無視しろ、なんてへんてこな主張をしたいわけではありません。これらの事象については真摯に、真剣に対峙すべきです。

しかし、僕らはその背後に、大量の「何も起きなかった人たち」がいることに、自覚的であるべきなのです。そのことを忘れてしまうと、ワクチンが異常に強烈なものであるかのような錯覚に陥り、妥当な対応がとれなくなってしまうのです。大量にいる何も起きなかった人たちの中に、被害に苦しむ人がいる、という「構造」を俯瞰(ふかん)しておくべきなのです。

死亡原因のほとんどが感染症だった時代

ここで、日本がこのような国になるに至った、ワクチンの歴史を振り返ってみましょう。

現在、日本人の死亡原因としてもっとも多いのががん（悪性腫瘍）です。次いで心血管性疾患（心筋梗塞など）、そして脳血管障害（いわゆる脳卒中）と続きます。

世界でも有数の長寿国となった日本人は、なかなか死ななくなりました。明治時代には日本人の粗死亡率（人口千人あたり年間何人死亡するか）は20くらいだったのが、現在では大体4分の1程度にまで減っています。実は、がんの最大の原因は、タバコでもなければお酒でもありません。最大の原因は加齢、つまり年をとることなのです。日本人の死亡原因でがんが一位になった最大の理由は、皮肉にも日本人が長生きするようになったからなのです。

では、なぜ日本人は長生きするようになったのか。戦争をしなくなったこととか、交通事故死の減少なども大きいでしょう。

しかし、僕は感染症の減少が寄与するところが大きいと思います。

昔は人の命を奪うというと、感染症がとても多かったのです。例えば、結核。１９１０年（明治43年）には、人口10万人あたりの結核死亡者は、２２４・２人でした。90年後の１９９９年の結核死亡者は、人口10万人あたり２・３人と、百分の１くらいになっています。

また、その他の感染症に関しても、第二次世界大戦後、日本をはじめとする先進国で死亡者数が激減します。特に１９４０年代から普及した抗生物質「ペニシリン」の影響が大きかったのです。アトランタ国立感染症研究所長のウイリアム・H・スチュワートは、１９７４年に、「感染症の時代は終わった。私たちは感染症という本を閉じた」と言いました（もっとも、彼の予測はその後、大はずれだったことが分かるのですが）。

第二次世界大戦直後の日本は貧しく、そして汚い国でした。海外からの復員、引揚げに伴って、発疹チフス、痘そう（天然痘）、コレラ、腸チフスや、パラチフス、ジフテリア、赤痢などが流行しました。

黒澤明監督の映画の多くからは、このような戦後日本の状況を感じることができます。例えば、『素晴らしき日曜日』では、主人公が間借りを検討するアパートで、「発疹チフスが出るぞ」と管理人に脅かされます。『酔いどれ天使』では、主人公が結核に苦しみ、また治療に難渋しています。『静かなる決闘』では、主人公の外科医が、手術中に誤って患者から梅毒菌をもらったりしています。

こういう映画を見ていると、戦後間もない日本では、結核や発疹チフス、梅毒といった疾患が日常と背中合わせになっていたのがよく実感できます。

戦後の突貫工事で作られたワクチン制度

日本の戦後医療制度を作ったのは、実質上、連合軍総司令部（GHQ）でした。その中心となったのは公衆衛生福祉局（PHW）で、その責任者であったクロフォード・F・サムス軍医大佐（後に准将となる）が指揮をとりました。

彼は合理的かつ強権的な公衆衛生行政を行って、まずは日本人の健康を回復しようと豪腕をふるったのでした。厚生省（当時）の再編、保健所の普及など、現在の医療・保健行政の根幹的なシステムはこの時期にできました。

彼らが特に力を入れたのは予防接種の整備でした。感染症が猛威をふるっていた日本ですが、予防接種がその対策としてもっとも手っ取り早いと考えられたのでしょう。例えば、きちんとした上下水道の整備は、感染症対策には非常に重要なアイテムですが、こういうインフラの整備は手間も時間もお金もかかるのです。

そんなわけで、GHQの指導で予防接種プログラムと「予防接種法」ができます。天然痘、ジフテリア、腸チフス・パラチフス、百日咳、結核、発疹チフス、コレラ、ペスト、猩紅熱、インフルエンザ、ワイル病（重症レプトスピラ感染症）が対象となっていました。

1948年にこの法律は公布されます。戦後わずか3年ですから、いかにこの法律が突貫工事的に作られたかが想像されます。もっとも、実際に公布後に実施された予防接種は、天然痘ワクチン（種痘）、ジフテリア、腸チフス・パラチフス、発疹チフス、コレラのみで、猩紅熱に至ってはワクチンの開発すらできていませんでした。

すでに日本では、戦前から、種痘（天然痘ワクチン）と結核の生ワクチンであるBCGは接種されていました。ただ、戦時中は医薬品の不足もあり、種痘は普及せず、戦後間もないころは天然痘の流行が拡大していました。発疹チフス、コレラ、腸チフスやパラチフス、ジフテリアなどが多かったのも、すでに述べた通りです。

日本の予防接種法ができるまで

日本の予防接種法成立までのプロセスをここで概観しておきましょう。

まず、予防接種法の前段階として、19世紀後半に種痘法（種痘ワクチン）ができます。これは死亡率30％といわれる恐ろしい感染症であった天然痘の予防接種です。ジェンナーが開発した世界初の予防接種でもあります。したがって日本だけでなく、他国でも、予防接種プログラムはこの種痘を用いたものからスタートしていることが多いのです。

当時、種痘法の接種を担当していたのは文部省医務局でした。しかし１８７５年、内務省に衛生行政事務が移管されました。そこで「種痘医規則」「天然痘予防規則」が出されます。天然痘予防規則では、義務制度、届出制度、そして罰則制度が明記されていました。そして種痘接種を受けた者は種痘済証を所持しなければいけない仕組みにしたのです。これは現在の黄熱病予防接種の時に用いられるイエローカードに似ています。

その後、１９０９年、「種痘法」（法律）が制定されます。種痘の施行義務を市町村に設定しました。

次に「予防接種法」です。

第二次大戦後、GHQによって、公衆保健局、医務局、予防局の三局体制が作られ、これらの局長はすべて医系技官が担当しました。そのうちの予防局に、ワクチンの検定を所管する「検定課」が作られたのが1947年。さらに1948年には、「予防局検定課」は、新設された薬務局の管轄となり、「薬務局審査課」に。49年には「細菌製剤課」に、名前を変えていきます。

予防接種法の所管、制度運営は予防局が、ワクチン製造に関する許認可・検定は薬務局が行ったのでした。その後予防局は公衆衛生局に統合され、予防接種法は「公衆衛生局防疫課」の担当となります。

1947年には国立予防衛生研究所（予研）も設立されます。従来、細菌製剤の検定業務を行っていたのは東京帝国大学附属伝染病研究所（伝研）でしたが、厚生省管轄の新しい組織が加わったのでした。予研の検定事業は、GHQのPHW（公衆衛生福祉局、前述）の監督下に行われました。

同時にPHWは地方衛生行政の整備も行い、1947年に全都道府県に衛生部を設置しました。衛生警察業務も、県警察部から衛生部に移管されます。昔の衛生部って警察機能も持っていたのですね。驚きです。今のアメリカみたいです（アメリカ各州のDOH：

Department of Health は警察機能も持っていて、例えば僕が住んでいたニューヨークでは、DOH職員が隔離されていた結核患者さんを見つけ出して逮捕したりしていました）。

保健所は戦前からあり、1937年の保健所法で全国化されました。保健所法は1948年に改正され、人口10万人あたり1カ所の設置が義務化されます。

軍隊的発想による集団接種

予防接種法で、まず積極的な対応の対象とされたのは、天然痘ワクチン、すなわち種痘でした。すでに述べたように戦前にも種痘法があり、天然痘対策は行われていたのですが、第二次世界大戦時の物資不足もあり、予防接種プログラムは停滞し、再び天然痘の流行が起きていました。1946年の天然痘患者は1万7000名以上もいました。

そこで予防接種プログラムが再開され、天然痘対策が積極的に行われます。その成果もあり、翌年の1947年には、患者数は386名へと激減します。

腸チフス・パラチフスワクチンも同時期に行われました。この予防接種の効果はよく分からなかったのですが、チフスの流行が社会的に大きな問題だったということで、とにかく行われました。予防接種の効果の吟味は、今の目で見ると結構ずさんでした。

その後、日本の腸チフス・パラチフスは激減するのですが、これは予防接種の成果というより、どちらかというと、衛生状態の改善や国民の栄養状態の改善のおかげではなかったかと僕は思います。腸チフス・パラチフスのワクチンは、その効果が小さいうえに疾患そのものが日本で激減したこともあり、「割に合わない」ということになって、1970年に廃止となります。

予防接種法は、GHQ／PHWの意向をうけて厚生省が法案を作ったのですが、その法案は、種痘法を参考にしたずさんなものであったと指摘されています。PHWは軍政的色合いが濃く、感染症予防に重点を置いていたとあり、軍隊を基盤にした集団予防の姿勢が見られていたようです。劣悪であった日本の衛生状態を考慮に入れ、強制的な予防接種で現状をひっくり返そうと意図したものでした。罰則付きの接種義務があり、この義務を守らないと罰金を支払わなければいけなかったのです。

当時は、情報伝達のツールが少ない中で、国民一人一人が予防接種について上手に理解したり知識を得るというのは難しいと考えられていたようです。「強制的にやらねば予防接種は普及しない」という官僚の考えも反映され、いわば国民をなめた形で予防接種プログラムは展開されました。

この予防接種法の問題点は、接種時期なども法律本文に盛り込んでしまったことにありました。科学が進歩すれば、予防接種に対する方法や適応、禁忌なども変化しますし、対象疾患だって増やしたり減らしたりが必要です。しかし、このように法律本文に施行詳細を盛り込むという方法をとってしまったため、新たな科学的知見が出ても変更がしづらいという問題が生じました。これは今日でもまだ残る問題です。

日本はアメリカに占領された国で、GHQは占領国の組織です。GHQは感染症の征圧を第一のプライオリティとおき、ワクチンの有効性や安全性に関する厳密な科学的吟味は、やや後回しにしていました。今の目から見るとやや人権軽視的で、そのポリシーは強制的なものでした。ブルドーザー的に、まん延する感染症を「マス」として征圧してやろう、という雰囲気でした。

思うに、その直前まで、焼夷弾（しょういだん）や原子爆弾を投下して、一般住民を大量に殺戮（さつりく）していた国の軍隊が、その数年後に、予防接種によるまれな副作用に十分な配慮を示す、というのがむしろ「たちの悪いジョーク」なのではないでしょうか。感染症がまん延する不潔で貧しい国を、もっとましな住みやすい国にしてやろう、という植民地支配的な発想が中心にあり、個人の安全などは後回しにしていたと考えるのがむしろ自然なのではないでしょうか。

科学的妥当性に乏しかった腸チフス・パラチフスのワクチンが、簡単に強制接種の対象になったことからしても、そのような意図が垣間見られると思います。

先進国の文脈で語れない国もある

当時の日本がどんな感じだったかを想像する時、僕はカンボジアのことを考えます。

僕は毎年カンボジアにボランティアとして訪れ、向こうの診療支援を行っています。カンボジアは貧しい国です。クメール・ルージュの虐殺で、医者を含めた知識人がほとんど殺されてしまったため、医療システムの荒廃は著しいものがあります。平均寿命は60歳程度でしかなく、結核やエイズなどの感染症がまん延しています。

病院にいると若い患者が実にころころと死んでいきます。「ころころと」という擬態語が実にぴったりするくらいよく死んでいます。病院に着くころには手遅れになっている患者が多いのです。

このような状況下で、先進国から寄附された医薬品を用いて、病院の医師が患者の治療を行っています。薬の副作用に対する配慮はほとんどゼロですし、インフォームド・コンセントなどもとりません。

「薬害」もここでは存在しないように見えます。なにしろ、国民のほとんどは、医療そのものへのアクセスがないのです。医療行為を受けなければ、「薬害」など存在するわけもありません。

このような、医療システムが非常に貧弱な国で、副作用のサーベイランス（調査・監視）システムや補償制度、医薬品の厳密な審査や承認作業などを議論することすら滑稽な話です。それより前にやらねばならないことが山ほどあり、非常に基本的な医薬品、医療機関、医療者へのアクセスすら、国民のほとんどには絶たれているからです。

もちろん僕は、「カンボジアだったらどんな医療もやり放題」とか、「途上国なら薬の副作用や手術の失敗だって放っておいていいんだよ」と考えているわけではありません。ただ、これらの副作用やエラーの持つ意味を、先進国の文脈で語ってはならない、と言いたいのです。カンボジアのように極端にリソースが貧弱な国で、アメリカのような超リッチな国のようなビジランス（監視・警戒）、サーベイランス、そしてリスクマネジメントを希求するのは、医療環境の文脈をあまりにも乱暴に無視していることは間違いない、と申し上げているのです。

戦後間もない日本における医療も、現在のカンボジアと同じか、あるいはそれより劣悪なものだったのだろうと想像できます。世界の医学の質そのものだって、今に比べればずっと遅れていました。このような文脈とか状況とか空気を理解し、考えることなしに、現代の我々の基準で過去の時代を乱暴に断罪するのは、配慮を欠いたやり方かもしれません。

個々人の人権意識がずっと高かったであろう自国（アメリカ）では、同じような政策がとれなかったことから考えても、日本の戦後の予防接種政策が、「占領国によって」作られたがゆえの性格を色濃く持っていたとしても、驚くことではないと思います。

後に説明するアメリカの予防接種プログラムの決定システム、ＡＣＩＰ会議ができるのは、１９６４年のことです。日本の予防接種法は１９４８年にできたものなのですから、驚きです。今から考えると不思議な感じがしますが、日本は予防接種において世界一「進歩的」だったのですね（もっとも、ＡＣＩＰ会議ができた当時のアメリカも、現在の我々が認識するような「人権意識」にあふれていたわけでもありません。有色人種への差別は依然として非常に強く、黒人に対する人体実験も平気で行われていました。悪名高いのがタスキーギ試験です。すでに治療法の確立していた黒人の梅毒患者を「あえて」治療せずにどうなるか観察していた、というこの研究は、アメリカ連邦政府主導で、１９３０年代から70年代までアラバマ州タスキーギで行われていました）。

集団接種はよくないものなのか

予防接種法制定以来、日本では長く「集団接種」という予防接種の方法をとっていました。学校などでたくさんの人を集めて一斉に予防接種をする方法で、２００９年のインフルエンザパンデミックの時も、この接種の方法の復活が話題になりました。

集団接種が問題だったのは、かつての方法がとてもずさんなやり方で行われたためです。問診による禁忌者の判定もいい加減なら、接種もいい加減というわけで、短時間に大量の人たちを「さばく」ずさんさが、予防接種の安全性に配慮していないと批判されたのでした。

また、集団接種は「集団の防衛」「社会の防衛」ということを主眼にしており、個人防衛という観点から考えると、現代にはそぐわないという意見もありました。現在の予防接種は原則「個人防衛」を目的としており、集団の防衛は目指していない、という意見があるからです。

大量に人を集めて一斉に行うというやり方そのものが、個々の人権に配慮していないという意見もあります。例えば、集団で一斉に予防接種を行ってしまうと、本当はワクチンを打ちたくない人もなんとなく断りづらくなってしまう……かのような。

僕はこういった見解には必ずしも全面的には同意しません。

例えば、今でも病院では、インフルエンザやB型肝炎の予防接種をまとめて（集団で）医療従事者に対して行いますが、だからといって安全性が低くなるということはありません。以前の「がさつだった」時代と異なり、現在では問診票をしっかりととり、アナフィラキシーなどの重篤な副作用対応も、過去に比べるとずっとしっかりしています。もちろん、人権なんて無視していません。

確かに、かつての集団接種は、安全性の面でもヒューマンな面でもいろいろな問題があったことでしょう。しかしここでも、過去の文脈を現在のそれに同等に当てはめてしまってはいけないと思うのです。現在の態勢であれば、集団接種であっても、安全や人権に配慮して行うことは十分に可能でしょう。むしろ、予防接種の機会の選択肢が増えることは大いに結構なことなのです。わざわざ病院を受診しなければ予防接種が受けられない、というのは大変ですから。

一般論ですが、「あれか、これか」という二者択一を迫る命題というのは、あまり成熟した議論を生みません。前にも述べましたが、こういうのは「白髪の小児」の好むところです。僕らはより成熟した命題、「あれも、これも」とか「どの条件なら、あれか」という考え方を、ここではするべきなのです。病院で個別に接種を受けるもよし、集団で学校や保健所で接種を受けるのもよし。いろいろな選択肢があることが大切なのです。

ゼロリスクという幻想

ＧＨＱ主導で作られた予防接種法ですが、突貫工事で作られたこともあって、たくさんの問題点がありました。その一つに「ゼロリスク」という前提があります。

当時、義務接種であった予防接種ですが、なんと補償制度が存在しなかったのです。つまり、強制的にワクチンを接種せよ、と国が命じておきながら、何か副作用が起きたときには補償はありませんよ、という、今から考えるとかなり乱暴なシステムでした。

副作用が起きても補償がない……なんていう話は納得がいきませんよね。この問題を払拭(ふっしょく)するために考え出された苦肉の策が、「副作用なんて起こりえない」というゼロリスク神話でした。万が一有害事象が発生しても、「これはワクチンの副作用ではありません。あなたが特異体質だったから仕方なかったんです」という説明がなされました。

これは、「この車を運転するのは安全なはずである」という「理念」を援用して、だからシートベルトもエアバッグもいらない、という発想ですよね。リスクがゼロでなければいけない、リスクはゼロに違いない、リスクなんて考えなくてもよい……という思考停止状態です。この「ゼロリスクであるべきだ」「ゼロリスクに決まっている」という発想は、戦後長く、僕らの医療現場に、そしてその周辺にはびこる宿痾となるのでした（先に述べた耐性アシネトバクター発生時の、メディアの語り口はまさに「ゼロリスク神話」的でした）。

政府の強制的な予防接種。そして何かあっても「それはその人の特異体質」というのは、いかにも無責任な態度です。このことが、後にご紹介する京都・島根のジフテリア事件以降続くワクチンの被害の問題に深く絡み合ってきます。

「ゼロリスク症候群」は、国・政府だけの病ではありません。ワクチンを受ける側の国民も、「国がやっている予防接種事業なのだから絶対に副作用があってはいけない」という「ゼロリスク症候群」にかかってしまいました。

ワクチンというのはある物質を（多くの場合）注射で体に打ち込む、極めて不自然な行為です。アレルギー反応を初めとするあれやこれやの副作用は、わずかながら必ず存在します。しかし、その副作用が「あたかもないかのように」振る舞っていた国と国民の態度が、戦後日本の医療のあり方に暗い影を投げかけてきました。

ゼロリスクというのはありえない幻想に過ぎません。したがって、この理論はいずれ破綻します。

ワクチンのみならず、医療行為は必ずリスクを伴います。

薬を飲むのも、心臓カテーテルのような検査を受けるのも、手術を受けるのも、そしてお産も、必ずリスクがつきまといます。

外科手術というのは人間の体を刃物で切り刻む行為です。医療現場でなければ犯罪行為ですよ。リスクは当然、ありますよね。それが犯罪でないというのはどうしてかというと、人間の体を刃物で切り刻んでも、なお得られる患者さんへの大きな価値があり、それが手術というリスクを大きく凌駕するような利益だからです。

医療の本質は、この「リスクを超える利益を得るためのトレードオフ」の行為である、という点にあります。

この本質を見失ってしまうと、「ワクチンの副作用ではありません、あなたの特異体質なんです」という「詭弁」が生じます。「私は責任とれませんから、あなたの自己責任でやってください。ここに同意書がありますから、サインをどうぞ」という「丸投げ」が生じます。「副作用なんて知りませんよ」という「隠蔽」が生じます。「おまえの責任だ」という「糾弾」が生じます。詭弁、丸投げ、隠蔽、糾弾のいずれも、日本という国の政府と国民が共有してきた「ゼロリスク症候群」の典型的な徴候なのです。

リスクはゼロにできない、から始まる発想

ゼロリスクを考える時、僕が思い出すのはアップル社のコンピューター、Ｍａｃです。Ｍａｃのノートブック型のコンピューターを僕は愛用しています（こんなにスティーブ・ジョブズに貢(みつ)いで〔投資して〕宣伝もしているのに、アップル社からは何もいただいていませんが……）。

Ｍａｃは使いやすいコンピューターですが、一つ大きな欠点がありました。電源コードとコンピューターとの接続部です。ここを頑強なプラグで接続していたのですが、足を引っかけたりするとプラグがひんまがって使えなくなってしまうのです。僕も昔、これでコンピューターを壊したことがあります（涙）。

これについて、世界最高レベルのコンピューターの作り手が対応しましたが、どうもうまくいかない。

彼らの普通の思考だと、「壊れるものは、もっと強くして壊れないように」と考えます。「もっと強靭(きょうじん)で壊れないプラグを」と、どんどん堅牢な、頑丈なプラグを開発しようと努力するのです。壊れるというリスクをどんどん減らしていけば、いつかはうまくいくだろうという「ゼロリスク」の希求です。

しかし、アップル社というのは興味深い会社です。こういう「専門家」の発想だけでコンピューターを作りません。「逆の発想」「専門家でない素人の発想」を取り入れました。

なんと、逆に接続部が簡単に外れるようにしてしまったのです。プラグを簡単に外れる磁石にしたのでした。一般的な（質の高い）技術者とは反対の考え方をしたのです。

この新しい接続部は弱めの磁石でくっついているだけなので、足を引っかけると「簡単に外れるように」なっています。簡単に外れるから、ひんまがったりはしません。これで接続部は壊れなくなったのです。

リスクをゼロにしようとして堅牢に、頑丈に接続部を作ろうとしても、それより強い力が働けばやはりそこは壊れてしまう。リスクはゼロにはできないんだよ、という事実を率直に認め、むしろ外れちゃってもＯＫな仕組みにすればよいのだ、という素人による発想の転換が成果をもたらしました。

医療においても、リスクはゼロにすべき、というゼロリスク症候群に陥ると、「ワクチンの副作用は存在しない、あれは特異体質のなせる業だ」という、しようもない詭弁を弄する

図3　戦前及び終戦直後の主な伝染病の推移

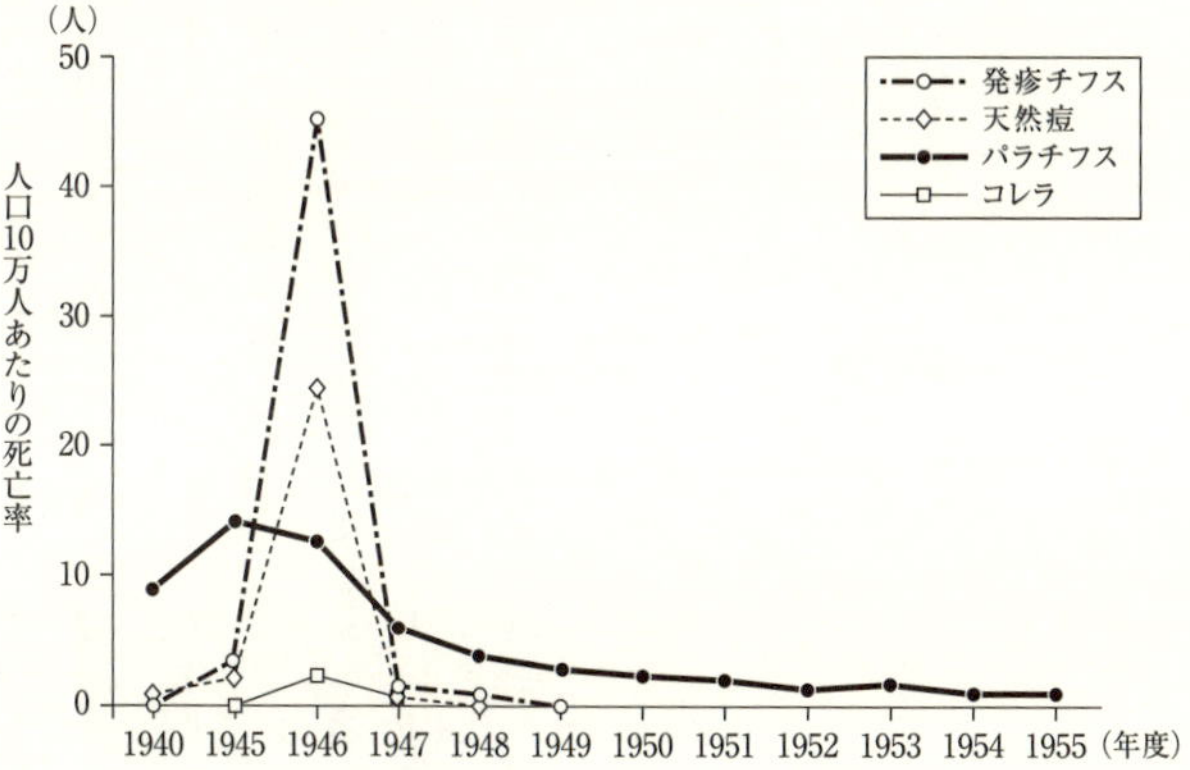

資料：科学技術庁「科学技術白書」（1979年版）
引用：厚生省『伝染病簡速統計月報』

しか手がなくなります。リスクを率直に認め、そのリスクを込みにして考えた方が、妥当なアイディアが出てくるのですね。

また、このエピソードは「多様な考え」の大切さを教えてくれます。僕は本書の冒頭で、ワクチン学者でもウイルス学者でもない僕みたいな「カンナを持った大工」が議論に入っていくことの重要性、ポリフォニーの重要性についてお話ししました。こういう多様な声がもたらす成果ってとても大事なのですよね。

日本の医療行政の問題点は、等質的な官僚と、これまた等質的な「専門家集団」（だいたい、専門家という言葉がカギ括弧（かっこ）でくくられている場合は、そこにシニカルな匂いを感じ取らねばなりません）だけで物事を決めてしまうことです。そうすると、どうも硬直的で柔軟性のないプロダクツができてしまいます。過去の壊れやすかったＭａｃの接続部みたいに。

ＧＨＱのブルドーザー的な医療行政の成果もあり、予防接種法の普及もあって、日本からは感染症が激減します。発疹チフス、コレラ、天然痘、腸チフス、パラチフスなどは激減し、ほとんど日本から姿を消してしまいました（図３）。

順風満帆だったように見えた日本の予防接種行政ですが、しかし、大きな落とし穴が待っていました。それが次章に紹介する、「京都・島根のジフテリア事件」だったのです。

4章　京都と島根のジフテリア事件――ワクチン禍を振り返る

毒素そのものが混入したワクチン

ジフテリアという感染症は、今の日本では極めてまれですが、戦後間もないころは毎年何万人もの患者がいたそうです。１９４５年では発症者が８万６千人、そのうち10％は死亡したといいます。患者の多くは乳幼児で、激しい咳、熱が出たり、心臓や神経に障害を起こすこともあります。

ジフテリアのワクチン（トキソイド）は、１９２１年にグレニーらによって開発されました。現在、ほとんどの国では、ジフテリアのワクチンが定期予防接種に組み込まれています。「三種混合ワクチン」のＤＰＴというのを聞いたことがあるかもしれませんが、あのＤはジフテリアのＤ（diphtheria）なのです。

予防接種法が公布された１９４８年に、その事件は起きました。

京都市では、１９４８年10月18日からジフテリア・トキソイド接種を開始しました。11月5日までに、９万７０２１人の子どもが予防接種を受けました。

この時用いられていたのが、大阪日赤医薬学研究所（以下、大阪日赤）が製造していたジフテリア・トキソイドでした。

１９４８年11月８日を皮切りに、接種を受けた子どもの異常が次々に報告されました。午前中だけで数十名の子どもが異常を訴えたのです。多くの子が訴えた症状は、接種部位が大きく腫れるということで、それが予防接種による副作用だったのは一目瞭然でした。

同日午後４時の時点で患者１４８名、そのうち入院は15名でした。各保健所は予防接種を受けた小児の家庭訪問を行いました。すべての患児は、検定番号１０１３号というロットのトキソイド接種を受けていることが分かりました。

京都市防疫課が京都府衛生部に通報し、予防接種を中止しました。府の防疫課は府の各保健所に、ロット１０１３号の使用禁止を打電しました。そし厚生省（当時）に概要を報告したのでした。

翌日の11月9日には、京都市は入院勧告、患者輸送、治療費の負担を決定しました。しかし、患者は増え続け、11月13日には東山区で初めての死亡者が出てしまいます。11月19日には、死亡した子どもの病理解剖から、ジフテリア毒素による中毒死と判明しました。ジフテリアのワクチンにジフテリアの毒素そのものが混入していたのでした。最終的には、この毒素が混入したジフテリア・トキソイドのために、京都府では68名の死亡者が出てしまいました。

同年、京都からわずかに遅れて、島根県でも同様の事故が起きてしまいました。同県で使用されたロットは京都の１０１３号ではなく、１０１２、１０１４号でした。島根県におけるジフテリア・トキソイド副作用の患者総数は３２２名、死亡者15名でした。両府県合わせて死亡者は83名ということになります。

バラックでのワクチン製造

ジフテリア・トキソイドは、以下のような製法で作られていました。

マルタン変法培養基41本にそれぞれジフテリア菌を植えて、32℃の恒温室で８から９日培養後、滅菌した20リットルの大瓶に濾過（ろか）してとり、フォルマリン液を０・４％の割合で加えて密栓、それを４週間培養して無毒化する。

これが正式なプロトコル（手順）です。

ところが、京都・島根の事件を起こしたトキソイドを製造していた大阪日赤は、上記のプロトコルを踏襲（とうしゅう）していませんでした。

当時はたくさんの会社がワクチンを製造していたらしく、ワクチン製造を請け負っていた製造所は41カ所もあったそうです。ジフテリア・トキソイドを製造していた会社は、そのうち18カ所もあったのでした。現在、国内にワクチンメーカーが７社（それとは別に輸入販売業者が４つ）しかない（表２参照）ことを考えると、驚きです。

戦後間もないころで、ワクチン製造会社といっても、大阪日赤はバラックのような建物だったそうです。また、同研究所は１９４６年に設立、１９４７年（事件前年）にワクチン製造許可を得ているのですが、国家検定では、８２０リットル（41ロット）のワクチン中、４０リットル（22ロット）のみが合格で、残りは不合格でした。製造上はかなり問題の大きなメーカーであったことが推察されます。

表2　現在の日本国内のワクチン製造販売業者および輸入販売業者

国内製造販売業者

北研	（学校法人北里研究所）
武田薬品	（武田薬品工業株式会社）
化血研	（一般財団法人化学及血清療法研究所）
阪大微研会	（一般財団法人阪大微生物病研究会）
デンカ生研	（デンカ生研株式会社）
日本ＢＣＧ	（日本ビーシージー製造株式会社）
ポリオ研	（財団法人日本ポリオ研究所）

輸入販売業者

ＭＳＤ	（ＭＳＤ株式会社）
ＳＰ	（サノフィパスツール株式会社）
ファイザー	（ファイザー株式会社）
ＧＳＫ	（グラクソ・スミスクライン株式会社）
ノバルティス	（ノバルティスファーマ株式会社）

（平成22年11月時点）

もっとも、当時のワクチンメーカーは、戦後の貧しい環境の中でどこも似たり寄ったりだったらしく、検定の合格率は6割程度だったといいます。ですから、この合格率をもって、大阪日赤だけが特別に劣悪なメーカーであったと断じるべきかは分かりません。

ジフテリア・トキソイドとは、要するにジフテリア菌が作る毒素から、その毒性のみを取り除き、免疫原性（免疫力を促す作用）のみを残していくという作業です。「トキソイド」とは、毒（英語では「トキシン」といいます）のように見えるんだけど、トキシンではないよ、という意味です。「毒もどき」ということです。そしてこの毒もどきは、実際のジフテリア菌を用いて作られているのです。

ということは、製造過程に問題があると、毒素が毒素のままで残ってしまい、ジフテリアから身を守るための予防接種（トキソイド）が、逆にジフテリアという病気を起こす毒素そのものになってしまう、という危険が生じる可能性を示しています。

大阪日赤で作られたトキソイドも、まさにこれでした。製造過程に問題があり、無毒化するために必要なフォルマリンの濃度が十分足りていなかったため、トキソイドの瓶（バイアル）にジフテリアの毒が入ってしまっていたのです。

予防接種を受けた子どもたちは、ジフテリアから身を守るどころか、自ら進んでジフテリアの毒に身をさらしてしまったのでした。

世界で起きたワクチン禍による被害

このように、ワクチンが原因となって多くの方に被害が出ることは、非常にまれではありますが、過去にも例がないわけではありません。

20世紀はじめ、パスツールの時代の初期の狂犬病ワクチンでは、けいれんや麻痺その他の副作用が見られ、その頻度は230人に1人という高率なものでした。

1942年、アメリカの軍隊で黄熱病ワクチン接種が行われました。ワクチンは安定のために、人の血清が用いられていました。そこにB型肝炎ウイルスによる感染のあった血清が混じっていたのです。ウイルスで汚染されたワクチンのせいで、30万人以上の軍人がB型肝炎ウイルスに感染し、そのうち5万人に重篤な肝炎が発症、62人が死亡しました。

リューベックBCG事件というのもあります。これは1930年2月から4月の間に、ドイツのリューベック市で、生後10日以内の乳児251名がBCGの経口投与を受けたのち、次々と結核を発症し、72名が死亡した事件です。製造中に有毒人型結核菌が混入していたことが判明しました。

第二次世界大戦後のアメリカでも同様の事件は起きています。1955年4月、アメリカのカッター社製造の不活化ポリオワクチンを接種された40万人の小児のうち、94名がポリオ患者となりました。そしてその家族から126名のポリオ患者が発生しました。ウイルス不活化工程に誤りがあったためです。

このように、ワクチンそのものに問題があると、たくさんの人に健康被害をもたらしてしまいます。このことは非常に重要な問題で、ワクチン製造には厳密な規定やルールの設定と、その遵守が重要なことが分かります。

なぜ検定の「すり抜け」が起きたのか

さて、通常はワクチン製造過程のこのような問題を払拭するため、「検定」というものが行われます。作られたワクチンの小瓶（バイアル）を、何本か無作為に（ランダムに）抜き取り、異常がないかどうかを検査するのです。ジフテリアのトキソイドにおいてもこの作業は規則で定められており、１０００本のバイアルのうち8本を無作為に抽出して、厚生省（当時）が検査することになっていました。

ところが、大阪日赤のジフテリア・トキソイドは、この検定作業に合格したにもかかわらず、実際のバイアルには毒素が混入されていたのです。どうしてこのような検定の「すり抜け」が起きたのでしょう。

実は、大阪日赤では、上述のジフテリア・トキソイドの製造工程が、プロトコル通りになっていなかったのです。本来20リットルのコルベン（大瓶）を用いて製造するプロトコルだったのに、設備不足のために20リットル入りのコルベンが入手できず、代わりに5リットルの瓶4つで代用していたのでした。そのため、毒素の混じった製品と毒素のない製品が「別々に存在する」ことになりました。

本来のプロトコルですと、20リットル入りのコルベン（1ロット）からは20ミリリットル入りのバイアルが1000本できます。この1000本中8本を無作為抽出して予防衛生研究所で検査しなければならないのです。

しかし、1ロットを4つの容器に分けてしまったために、毒素の入った5リットル入りの容器1つからはバイアルが検査に送られず、のこりの容器の中から8つのバイアルが検査に送られてしまったため、検定合格してしまったのでした。

毒素入りのバイアルは、フォルマリンでの無毒化が十分に行われていないジフテリア・トキソイドで満たされており、毒入りのワクチンになってしまったのです。

また、島根県での事件の際には、京都で用いられたロットではないワクチンが用いられていたので、毒素入りのバイアルはそれ以外にもあったことが推察されます（この部分は筆者の調査では詳細不明）。

1948年11月27日には、大阪日赤に業務停止命令が出ます。同年12月22日、参議院で「予防接種に因る災禍事件に関する決議」が出され、原因究明・被害者補償・検定制度の改善・製造所の整備などを主張しました。さらに12月30日にはGHQの指示により、全予防接種の無期限停止となりました。

41カ所あった製造所は査察を受け、優良10社のみが製造再開を許可されました。逆に言うと31社は検査に合格しなかったのです。また、バイアルの抜き取りチェックだけでなく、分注前のくみ取り検定も行うことにしました。

前述の通り、当時は被害者救済・補償制度がなかったので、国、京都府、京都市は見舞金を支出しました。死亡児の親による「ジフテリア注射禍遺族会」と、生存児の親による「被害者同盟準備会」（のちの予防接種被害者同盟）が作られました。国家賠償訴訟も準備されたのですが、結局、合同処理委員会で10万円の弔慰金が支払われることになりました。

賠償訴訟は行われず、したがって厚生省の行政責任も不問となったのです。ただし、厚生省の予防局長は「道義上の責任をとって」職を辞しています。また、検査の実施者であった大阪府防疫課所属の厚生技官は、業務上過失致死で警察が書類送検、検察も起訴しましたが、後に無罪となりました。

責任追及の問題

京都・島根のジフテリア事件は、いくつかの教訓を現在の我々にも伝えています。

一つ目はワクチンの本質的なリスクです。多くのワクチンは病原体そのものを加工して作りますから、工程に異常があると、ワクチンそのものが、予防しようとする病気を起こすという皮肉な結果を生む可能性があります。

現在でも、「ワクチンそのものが、予防しようとする病気を起こす」事例は見られます。例えば、ポリオの生ワクチンはこのリスクを背負っており、生ワクチンを経口接種する人の間で「ワクチンによるポリオ」がごくまれに発症します。

また、ワクチンは多数の人たちに提供されますから、1ロットのワクチンだけに異常があっても、その異常が多くの方に被害を及ぼします。

例えば、医療の現場で、ある1人の医者が判断を誤ったとしても、多くの場合には1人の患者にしか影響を及ぼしません。しかし、ワクチン製造のような多数の人に影響を与える作業の場合、一つのエラーが多くの人に影響を与えてしまうのです。

そしてさらに、製造工程のプロトコル厳守の重要性と、検定の重要性も教えてくれます。この事件のように、コルベンを勝手に別のものにしたりすると、不要なリスクが生じてしまいますし、検定もすり抜けてしまいます。ワクチン製造というのは他の製品同様、きちんとした製造工程を経て、そしてルール通りの検定を受けることで、ある程度のリスクヘッジを行うのです。

ワクチンの副作用問題を考えるうえで避けられないこととして、「責任追及」の問題があります。このジフテリア事件の問題の場合、多くのプレイヤーが存在し、その責任が問われました。

1. 危険なワクチンを製造した大阪日赤（メーカー）の責任
2. そのワクチンを製造販売することを許可し、検定にて危険なワクチンを見つけることができなかった厚生省の責任
3. そのワクチンを接種した医師など医療従事者の責任

実際、前述の通りメディアは、「責任追及」を一番重要な問題としました。予防接種で被害が出た場合、どいつが悪いやつだと探しだし、糾弾するのがメディアの語り口です。これは加害者がいて、被害者がいる、という世界観を前提にしている司法の考え方でもあります。

確かに、「京都・島根ジフテリア事件」の場合、明確なプロトコル・バイオレーション（手順違反）がありましたから、メーカーの大阪日赤の責任は明らかでしょう。

しかし、戦後間もない物資の少ない時代において、20リットルのコルベンを入手するのは困難であったといわれています。また、後の検査で、半数以上のワクチンメーカーが検査に

合格しないなど、「戦後間もない」時代という文脈を考えると、最初から質の高いワクチンメーカーをそろえるのは困難だったかもしれません。

ならば、質が高まるまで時間をかけて体制を整備すればよいじゃないか、という意見もあるでしょうが、そうやって待っている間も、当のジフテリアの患者は毎年大量に出続けていたわけです。そちらの病気で死ぬ人はほったらかしておくというのも、本末転倒でしょう。

もし、大阪日赤にプロトコル・バイオレーションがなかった場合はどうでしょう。そういう場合でもワクチンで副作用が起きた場合、誰にその責任はあるのでしょうか。メーカーでしょうか、行政でしょうか、それとも医療者でしょうか。

被害者がいれば加害者が必要という世界観

基本的に医療の世界は、司法の世界観（そしてマスメディアの世界観）が当然と信じているような「被害者がそこにいる時、必ず糾弾すべき加害者がいる」という論法がそぐわないものだと僕は考えています。確かに問題のワクチンを見抜けなかった厚生省の検定には「改善の余地」はあったでしょう。接種者たる医療者のあり方にも「改善すべき点」はあったかもしれません。

しかし、医療の世界に基本的に１００点満点はないのです。

僕は毎日外来や入院病棟で患者さんを診ますが、いつも「１００点満点の診療」を希求しています。最初の挨拶から病歴聴取、身体診察から検査、そして投薬、最後の挨拶「お大事に」と見送るところまで、完璧で非の打ち所のない診療というのを夢見ていますが、残念ながらそのような体験をしたことが一度もありません。今後引退するまでそのような体験ができるかどうかも、かなり疑問です。

どうがんばっても質問に不備があり、診察に不備があり、余計な検査をオーダーしたり、必要な検査が抜けていたりします。処方した薬が効かなかったり、副作用が出てしまうこともあります。がんばって説明しても患者さんが十分に理解していなかったりすることもありますし、こちらの説明に不満を感じられてしまうこともあります。うん、割とうまくいったなと思っても、せいぜい70点くらい、というのが僕の診療の実態です。

そのとき、何かの事態、例えばワクチンの副作用が起きた時など、後ろ向きに見てみれば僕の言動に何らかの瑕疵(かし)を見つけることは実に容易なのです。揚げ足をとろうと意地悪な目をしてみれば(そして優秀な弁護士ならば常にそのような目をしていますが)、いくらでも問題点を指摘することだって可能でしょう。

しかし、よくて70点という医療の世界において、後からやってきて揚げ足とりをし、「ここがいけない、あそこがけしからん」と30点の至らなさを指摘してみても、それは「後付けの説明」に過ぎないのです。

このような世界観で、ごくわずかな確率で起きたワクチンの副作用について、接種する医療者や、許可を与えたり検定をする厚労省を攻撃、糾弾するならば、僕らは萎縮して「立ち去ってしまう」よりほかないのです。

そして、何より忘れてはならないのは、最初に申し上げたように、実際には99％以上の方はワクチンにおける被害を受けていないのです。ほとんどの場合は、うまくいっているのです。そのような事業をやっていて、まれにイレギュラーな事態が起きた時にそれを激しく糾弾する、という世界観を、僕は是としてほしくありません。

第一、そのような世界観が容認されるのであれば、なぜ警察や検察は「犯人を逮捕できなかった」ことで法的に糾弾されたりしないのでしょう。それどころか、冤罪があった場合ですら、法的に罰せられたりはしません。

また、実際に罪を犯した犯罪人を「無罪である」と主張した弁護士は、それが理由で法的に罰せられたりもしないでしょう。

それは、「そのようなエラーは業務の世界観の守備範囲で、そんなの糾弾されたらやってられないから」なのではないでしょうか？　では、自分たちすら受け入れられないような、エラーを一切許容しないような世界観を、なぜ医療の世界には無理矢理アプライしようとするのでしょう。

被害者への十分なまなざしは必要

ここで誤解のないように申し上げておきますが、僕は、ワクチンの副作用に苦しんだ人はわずかなマイノリティに過ぎないのだから気にしなくてよい、と主張しているわけでは決してありません。それどころか、このような理不尽な苦痛を被（こうむ）った人たちこそ、僕らは十分にケアする義務があると強く思っています。

なにしろ、僕ら医者から見れば、ワクチン接種は毎日たくさんやっていることで、接種を受ける人はたくさんいる人のうちの「 one of them 」と感じられてしまいがちなのですが、接種を受ける人にとっては「その一回」は貴重な一回なのです。

僕がまだ一年目の研修医だったころ、外科をローテートしていて大失敗したことがあります。その夜の当直は、虫垂炎の患者のオペ（手術）から始まりました。虫垂炎（アッペ）の手術は外科の領域では割と簡単なものと認識されていますが、研修医にとっては新鮮なものです。目を輝かせて手術に入り、術者を補佐して勉強します。

ところが、その晩は奇妙でした。次の患者もその次の患者もアッペなのです。夜が明けようとするころ、その日7人目のアッペの患者が外科に紹介されてきました。

「ええ？　またアッペかよ。勘弁してくれよ」

と、僕は紹介してきた救急医に毒づきました。そうしたら横で見ていた外科の先生に叱られました。

「いいか、おまえにとっては今日7例目のアッペでも、患者さんにしてみれば生まれて初めて、生涯ただ一度のアッペだ。そんなぞんざいな態度を患者さんの前でとるんじゃないぞ」

大反省。数多い僕の失敗の中でも、特に記憶に残っています。

ワクチンの本質は、「ほとんどの人には害も利益もないけれど、一部の人に利益が生じ、一部の人に害が生じてしまう」ところにありました。その利益が害を上回るとき、ワクチンには肯定的な価値が生じます。

しかし、これは行政とか医療者の僕らから見たらそうなのであって、ワクチンを打たれる被接種者にとっては、ワクチンの副作用はオンリーワンの現象です。そのことに思いをはせ、配慮を示し、そしてまっとうに対応することはとても大切なことなのです。いわば、ワクチン副作用の「被害者」については十分なまなざしが必要になるのです。

すべてのプレイヤーが責任を感じ、改善に向かう工夫

しかし、そこに被害者がいるということと、糾弾、攻撃すべき「加害者」を設定しなければならないというのは別な話です。

一所懸命国民一人一人のために尽くしているのがワクチン・メーカーであり、厚労省の官僚であり、そして医療者です。でも、僕らが全力を尽くしても、「改善」はできますが、リスクはゼロにはできません。100点満点の医療がありえないように、100点満点の瑕疵(かし)のないワクチンはありえないのです(それを目指すと、前述のように詭弁、隠蔽、丸投げといった弊害が生じるのです)。そこを攻撃、糾弾の対象にしなければならない、と決めつけたのがマスメディアであり、司法でした。

アメリカでは予防接種に関しては、メーカーも医療者も、副作用に対する医療訴訟から免責されています。その代わり、ワクチンの費用の一部を積み立てたお金を原資として、ワクチンの副作用に苦しむ人を救済するための無過失補償制度を運用しています。

つまり、被害者の存在にはまなざしを注ぐけれども、加害者がいると「決めつけない」。アメリカのような、一意的な正義と悪がある、と規定しがちな国ですら、このような大人の判断をとれるのです。大人の判断というのは一意的に「ある一つの因子ですべてを説明しよう」としない、ということです。複雑な事象は複雑なままに扱うということです。

ワクチンの副作用が生じた時、行うべきは責任の追及、責任の糾弾ではありません。それをやれば皆が自己弁護し、そして時には隠蔽工作に走ります。また、糾弾を免れた者は「俺のせいじゃなかった」ためにそれ以上の改善を怠ります。

そうではなく、すべてのプレイヤーが道義的な責任を感じ、悔やみ、そして原因の追及（責任の追及ではなく）と改善を行うべきなのです。

医療の世界では、何か一つがエラーの原因であることは少なく、多くの要因が重なり合って問題が生じることがほとんどです。「おまえが悪い」とピンポイントに指をさすより、「すべてのセクションで何らかの改善点があるはずだ」と考えた方が、うまくいく可能性が高いのです。

5章　アメリカにおける「アメリカ的でない」予防接種制度に学ぶ

なぜかワクチンに関しては「アメリカ的」でなくなるアメリカ

冒頭で、日本の予防接種とアメリカの予防接種を比較しました。日本に比べるとアメリカの予防接種はずいぶんと進んでいます。

アメリカの医療は複雑です。現在世界最先端の医学研究が行われているのはアメリカです。主要な医学論文もアメリカの医学雑誌に発表されています。こういうところはアメリカ医療の「光」の部分です。

その一方で、4000万人とも5000万人ともいわれる人たちは、医療保険に入っておらず、医療へのアクセスは日本では考えられないくらい悪いのです。この辺はアメリカ医療の「陰」の部分ですね。

アメリカというのはデフォルメティックに極端な国なので、この「光」と「陰」のコントラストが非常に強いのが特徴です（似たような国に、アメリカをさらに漫画チックにした中国があります。僕は中国で1年間診療所の医者をやっていたことがありますが、最先端の臓器移植手術をガンガンやっているかと思えば、基本的な感染管理がまったくできていなかったりして、非常に興味深い国だと思いました）。

したがって、アメリカの医療の評価も賛否両論で、褒める人もいればけなす人もいます。ちょっと前までは、「アメリカの医療万々歳」とばかりにアメリカ医療を絶対視し、「それに引き替え日本は」とぼろくそにけなすアメリカ医療信奉者がけっこういました。

逆に、「アメリカ医療は悲惨。日本が世界一の医療を提供しているのだ」という「アメリカ最悪主義（とその裏返しとしての日本絶対主義）」を唱える方も少なくありませんでした。後者のタイプは、日本医師会や各種学会、大学病院のお偉方に多かったように思います。

ま、そんなわけでアメリカといってもいろいろなのですが、こと予防接種について言うと、アメリカにはとても参考になるところが多いのです。

理由は僕にもよく分からないのですが、アメリカという国は、ことワクチンに関する限り、

「アメリカ的」でなくなってしまうのです。つまり、個人主義ではなくて集団主義的になり、自助努力的ではなく互助的になり、責任追及型ではなく無過失補償制度があり、民間ではなくて公的なプログラムが主体となり、強者中心ではなく弱者中心となります。

この不可思議なアメリカの振る舞いについて僕はうまい説明を思いつかず、先日ある会議でアメリカ人のワクチン関係者何人かに質問してみたのですが、「アメリカではワクチン事業をとても大事にしているから」と愚にもつかないトートロジー的な回答しか得られませんでした。不思議だなあ。

アメリカでは、連邦政府、州政府、専門家などが協力して、予防接種のあり方を決定しています。定期予防接種の推奨は、疾病管理予防センター（ＣＤＣ）が行います。複数の学会からも予防接種の推奨はされます。

有名なのはアメリカ小児科学会（ＡＡＰ）のもので、これは「レッドブック」という書物になっています。他にもアメリカ産婦人科学会、アメリカ家庭医学会、アメリカ内科学会などが、予防接種の推奨を行っています。

そしてこれらの推奨はすべて、ＣＤＣの諮問委員会であるＡＣＩＰの推奨に合わせて、それぞれが矛盾のないようにしています。

ＡＣＩＰという優れたシステム

前述したＡＣＩＰ（Advisory Committee on Immunization Practices：ワクチン接種に関する諮問委員会）は、連邦政府の公衆衛生局の作った委託委員会で、１９６４年に設立されました。アメリカ疾病予防管理センター（ＣＤＣ）およびアメリカ保健社会福祉省（ＤＨＨＳ）に対して、専門家委員会として予防接種を推奨する機関です。

ＡＣＩＰはアメリカの予防接種のあり方を実質的に形づくっています。どういった疾患が予防接種により予防可能なのか、（予防可能な疾患をＶＰＤ：Vaccine Preventable Diseases と呼ぶ）、どのような人たちにワクチンを提供するのか、そしてそれによってアメリカと国民に何がもたらされるのかを検証し、推奨事項をまとめます。食品医薬品局（ＦＤＡ）に認可されたワクチンの推奨事項を決めるのが通常ですが、場合によってはＦＤＡに認可されていないワクチンについて議論することもあるそうです。

ＡＣＩＰは、投票権を持つ15人のメンバー、投票権のない8つの「官」組織の会員（ＣＤＣ／ＮＩＰ：National Immunization Program, Ex Officio Members）と、26の「民」からの関連機関代表（Liaison Representatives）から成ります（表3）。

表3　ACIP会議の構成

○ＡＣＩＰメンバー

……議長含め15人（投票権あり）

○関連行政担当者（ Ex Officio Members ）

……８つの「官」組織の会員（投票権なし）

インディアン健康局、保健資源事業局、メディケイド・メディケア・サービスセンター、食品医薬品局、国防総省、国民予防接種プログラム局、国立衛生研究所、在郷軍人局

○関連機関代表、学識経験者（ Liaison Representatives ）

……26の「民」からの代表（投票権なし）

アメリカ家庭医学会、アメリカ小児科学会、アメリカ健康協会、アメリカ老年医学会、アメリカ医療保険プラン、アメリカオステオパシー協会、アメリカ薬剤師協会、予防医学教師学会、バイオテクノロジー工業会、カナダ国立予防接種諮問委員会、医療感染管理遂行諮問委員会、州地域疫学者会議、アメリカ感染症学会、思春期医学学会、アメリカ産婦人科学会、アメリカ医師会、アメリカ内科学会、英国健康局、国立郡市健康担当者会議、国立小児ナースプラクティショナー協会、国立感染症財団、アメリカ医療機関疫学会、メキシコ国立予防接種小児健康評議会、国立医学協会、国立予防接種諮問委員会、アメリカ薬効研究薬剤製造協会

15人のＡＣＩＰメンバーには消費者代表が１人混ざり、そのほかワクチン学、免疫学、小児科学、内科学、感染症学、予防医学、公衆衛生学などの専門家から構成されます。任期は４年間で、居住区、人種、性別に偏りがないようメンバー構成に配慮が払われます。

また、ワクチンメーカーとの利益相反には厳しい監査が入ります。ワクチンメーカーに雇われている人物はＡＣＩＰのメンバーに入れませんし、ワクチンに関する特許のある人物もだめです。もし当該メーカーの株を所有している、主催の講演などで利益を得ているなどの利益相反があれば、そのワクチンに関する投票権を失います。

投票権のない関係機関代表はアメリカ医療を代表する機関、例えば、食品医薬品局、アメリカ内科学会、アメリカ医師会など、そうそうたるメンバーです。

いずれにしても、日本と異なるのは、ワクチンの使用方法はＡＣＩＰが最終決定する、という点です。日本にも予防接種部会（正式名称は厚生科学審議会感染症分科会予防接種部会）というのがあり、ここでワクチンのあり方が議論されるのですが、政治家や厚労省の官僚、財務省などから様々な横やりが入ってきて、どのように予防接種のあり方が決定されるのかはまったく不透明です。ワクチンメーカーの関与も不明瞭で、よく分かりません。利益相反に関しても分かりづらい。

この辺が一番大事なところです。本書執筆時点で、日本版のACIPを作ろう、という動きがあります。しかし、組織図だけ似ていても、「決定権」と「多様性」というACIPの重要な要素が加味されていなければ、似て非なるもの、「仏(ほとけ)作って魂(たましい)入れず」状態になってしまうでしょう。

透明性を支える「プロとしての矜持」

僕も2009年、ジョージア州アトランタのCDCロイベル・キャンパスで行われたACIP会議を見学したことがあります。15人のメンバーが会場の中心にロの字型に集まり、その周囲を「Ex Officio Members」と「Liaison Representatives」がぐるりと取り囲みます。さらにその周囲に私のような非会員(オブザーバー)がいます。

非会員もこの会議を傍聴し、そして発言することができます。僕のような外国人、ワクチンによる被害を受けた患者団体、ワクチンに反対する人々など、どのようなバックグラウンドであっても参加発言が可能です。

会議の内容はインターネット上でも公開されています。この透明性こそが、ACIPの権威と信頼性を高く保っています。

ＡＣＩＰの役割の一つは、１９９３年に成立した法律に基づき、ＶＦＣ（Vaccines For Children）プログラムを通じて小児への必要な予防接種のリストを作ることにあります。ここで決定した推奨予防接種は、各州が責任を持って小児に提供する法的義務を持ちます。ＶＦＣプログラムに基づく小児用の予防接種の購入、分配、そして投与は、すべてＡＣＩＰが決定します。つまり、小児の予防接種の「ありよう」は、実質的にＡＣＩＰですべて決められるのです。

同様に、成人に対する予防接種の推奨もＡＣＩＰでなされます。基本的にはアメリカにおける予防接種のあり方は、ＡＣＩＰ会議で決定されるのです。ＡＣＩＰに与えられた権限と責任は非常に大きいといえるでしょう。

ＡＣＩＰ会議は年３回行われます。

本会議前にワーキンググループによる情報収集や研究が行われており、本会議ではまず、ワーキンググループによる当該ワクチン推奨の追加、改訂についての提案が行われます。ワーキンググループはＡＣＩＰメンバー、ＣＤＣの専門家、関連機関代表などから成りますが、ワクチンメーカーはワーキンググループのメンバーにはなれません。

その後、ＡＣＩＰメンバーによる意見交換、一般参加者による意見交換の順に行われます。

文章の訂正などがここで提議され、最終的な決議をしてよいかどうか、議長がメンバーに尋ねます。投票にて議決されれば、これがアメリカにおける当該ワクチンの使用基準となります。

実に明快なシステムです。投票は口頭で行われ、「○○、イエス」と自分の名前を述べて投票しますから、誰がどのような意見を持っているかは一目瞭然です。

15人のメンバーの責任は極めて重いですが、それだけプロとしての矜持があるのでしょう。ワクチンに反対する団体が建物の外でデモ活動をやったりしていますが、ACIPのメンバーは全然動じたりしません。実名で会議を公開し、インターネットでも開示して、それでも自分の見解をしっかりと述べるのです。

Hibの成功で積極的になったアメリカ

とはいえ、アメリカの予防接種も、最初から順風満帆というわけではありませんでした。

1976年には、次章で述べる豚インフルエンザワクチンで大きな失敗もしています。

1980年になっても、アメリカでFDA（食品医薬品局）の認可を受けていたワクチンは、そう多くはありませんでした。ジフテリア、破傷風、百日咳、ポリオ、麻疹、ムンプス

（おたふく風邪）、風疹、インフルエンザ、肺炎球菌だけでした。1948年から積極的な（そして強烈な）予防接種行政を行ってきた日本に比べると、その動きはむしろスローで消極的だったとすらいえます。

僕が思うに、アメリカの予防接種が今日のような積極的なものになったきっかけは、1980年代のHibワクチンの成功だったと思います。Hibの普及で小児の髄膜炎が激減し、医療現場は「これはすごい」という実感を持ったのではないでしょうか。Hib以降、アメリカは積極的に、「予防接種で守ることのできる病気はどんどん予防接種をしていこう」という雰囲気になっていきます。

これについては小児感染症のプロである成育医療センターの齋藤昭彦先生も、同様のことをおっしゃっていました。

添付文書は「聖典」ではない

ACIPは、基本的にはFDAに承認された予防接種を扱うので、その推奨が出るときにはすでにワクチンの添付文書はできあがっています。それでは、ACIPの推奨と添付文書に齟齬（そご）がある時はどうするのか。

こういう質問を参加者の一人にしたら、それは気にしなくてよいのだ、ということでした。添付文書は添付文書、ＡＣＩＰはＡＣＩＰ。基本的には現場の医師が、最終的に適応や禁忌といった「メッセージ」を勘案して決めるので、添付文書にないことをＡＣＩＰが推奨するのは、全然かまわないのだそうです。

日本では医薬品の添付文書が「聖典」と化しているという問題があります。

本来、添付文書は、医薬品の取り扱いに関する薬事法に基づく公文書で、医師が添付文書通りに診療し、医薬品を用いなければいけないという義務はありません。

また、厚生省（当時）の昭和55年通知にもあるように、本来医学的に妥当なプラクティスであれば、添付文書通りに診療しなくても診療報酬は認められるはずであり、またそうあるべきなのです。

日本版ＡＣＩＰを作る場合には、この添付文書の問題を明確にし、推奨の遂行に問題が生じないようにしなくてはなりません。厚労省やＰＭＤＡ（独立行政法人医薬品医療機器総合機構）も、添付文書が事実上「聖典」と化している日本の現実をきちんと直視し、「添付文書とはそもそもこういうものだ。医師は必ずしも添付文書通りに診療する必要はない」と明記、明言すべきです。細川厚労大臣にはぜひ明言してほしい。

このように独立性と多様性を担保したＡＣＩＰは、是非日本に取り入れてほしいシステムです。

しかし、ＡＣＩＰのような堅牢なシステムを持つアメリカですら、ワクチンの問題と無関係でいることはできません。ここでもゼロリスク、１００戦１００勝はありえないのです。

次にアメリカがもっとも手痛い失敗を被った、１９７６年の豚インフルエンザ問題を紹介することにしましょう。

6章　1976年の豚インフルエンザ――アメリカの手痛い失敗

外交事件と同様に分析された「ワクチン事件」

そんな自分の理屈を、ディックは薄っぺらの「アメリカ的」なものとして嘲(あざけ)った。頭を使わない口先だけの理屈をアメリカ的と呼んでいるのだった。

（フィッツジェラルド『夜はやさし』森慎一郎訳　集英社　2008年）

ジョン・F・ケネディが大統領だった時代は、アメリカ合衆国が内政に外交に揺れた時代でした。その一つに、「スカイボルト事件」があります。

１９５０年代に、ダグラス社は、スカイボルト・ミサイルという空中発射弾道ミサイルを開発しました。その発射テストは次々に失敗しました。そのため、ケネディはスカイボルトの開発計画を中止しました。

アメリカには代替となるミサイルがあったために、それほど大きな損害にはならなかったのですが、スカイボルト・ミサイルの開発に参加していたイギリスは、このミサイル開発計画に多くを依存していたので、大きな問題になりました。さらに、この計画を補塡するために、アメリカから潜水艦発射型のポラリス・ミサイルを購入しなければならなくなりました。その結果、イギリスとアメリカの間に外交上の深い溝を作ったのでした。

ケネディ大統領は、この「スカイボルト事件」の顚末を分析する必要を感じ、ハーバード大学の政治学と意思決定のエキスパートであるリチャード・E・ニュースタットにその分析を命じました。ニュースタットはこの任務を見事に遂行したのでした。

さて、時は流れて１９７７年2月。カーター政権の保健教育福祉省長官のカリファーノが、ニュースタットに同様に、ある事件分析を依頼しました。１９７６年の「豚インフルエンザ事件」についてでした。

カリファーノはニュースタットの分析能力の高さを知っていました。彼は、１９７６年の事件で問題視されたインフルエンザワクチンを、今後いったいどのように活用しようかと悩んでいたのです。その期待に応え、ニュースタットは同僚のハーヴェイ・ファインバーグと共に、カリファーノに報告書を提出しました。これが1978年のことです。

今、僕たちはこの報告書を書籍として読むことができます。『豚インフルエンザ事件 よくわからない疾患における意思決定（The Swine Flu Affair, Decision-making on a Slippery Disease）』というタイトルです。僕はこの本を読んでとてもおもしろいと思ったのですが、今は邦訳も出ているみたいです（『豚インフルエンザ事件と政策決断』時事通信出版局）。

では、1976年の豚インフルエンザ事件とは、どういうものだったのでしょうか。

恐るべきスペイン風邪の再来？

当時のアメリカ大統領はジェラルド・フォードでした。1976年1月、ニュージャージー州はとても寒い日が続いていました。同州のフォート・ディックスにある陸軍訓練センターで、何人もの訓練生がインフルエンザの症状を示しました。1人は入院を拒否し、そして死亡しました。

冬の寒いニュージャージーのことですから、インフルエンザが流行すること自体は別段珍しいことではありません。若くて健康な陸軍訓練生が死亡する、というのはちょっと珍しいことですが、これとてありえないことではありません。

問題は、検出されたインフルエンザウイルスにありました。

インフルエンザで死亡した陸軍訓練生の遺体から検出されたウイルスは、過去に存在しないタイプのインフルエンザ、言ってみれば「新型インフルエンザ」だったのです。疾病管理予防センター（CDC）の分析で、新しいタイプの豚インフルエンザ（豚にいるインフルエンザウイルスが人に感染を起こした）と同定されたのです。

これが同年2月のことです。しかも、大流行を示唆する抗原シフト（二種類のウイルスが一つの細胞に同時に感染することで、細胞内で合成されたウイルス遺伝子やタンパク質が混ざり合い、元のウイルスとは異なったウイルスが新たに生じる変異）も見つかっていた。同じウイルスが、別の3人の訓練生からも見つかりました。

専門家たちは戦慄（せんりつ）しました。

彼らの頭には、1918年の「スペイン風邪」がありました。4000万人以上の命を奪ったといわれるこのインフルエンザ大流行（パンデミック）は、その名前の示唆するところとは異なり、スペインだけでなく世界中で流行しました。第一次世界大戦に参戦したばかりのアメリカ合衆国でも、50万人という多くの人命が失われました。

第一次世界大戦で戦死した兵士の総数が世界で１０００万人程度と言われていますから、パンデミックはその何倍もの命をほぼ同時期に奪ったのです。

ちなみに現在、「三大感染症」と呼ばれるエイズ、マラリア、結核は、それぞれ毎年数百万の人命を奪っています。そういえば、この世界三大感染症のエイズ、マラリア、結核のどれも、未だ効果的なワクチンが存在しません。

結核にはＢＣＧというワクチンがあるのですが、効果はいまいちで、この病気を征圧するには不十分である、という話はすでにしました。いずれにしても、現代社会でもっとも重要な3つの感染症の年間死亡数すべてを合わせた数より、遥かに多くの命を奪ったのが、スペイン風邪だったわけです。いかにスペイン風邪が社会に大きなインパクトを残したか、容易に想像ができます。

実は、このスペイン風邪の原因も、豚由来のインフルエンザウイルスでした。１９７６年に訓練生から見つかったものも、これと同じではないか？　またパンデミックを起こすのではないか？

このような懸念が生じたのも、無理からぬことでしょう。１９７０年代の若者は、第一次世界大戦当時のパンデミックを経験していません。免疫記憶のない彼らの間で、新型のインフルエンザが流行ったとしたら？

未知の事態にとるべきアクションは——

4例のインフルエンザ。1名の死者。新型のウイルス。

この時点で、どのようなアクションをとるべきでしょうか。悩ましいところです。

2月14日、CDCで緊急会議が開かれました。ワクチン開発や備蓄の必要性について議論がされましたが、まだ方針は定まりません。

2月18日、CDCディレクターのデビッド・センサーが、ACIPメンバーに電話で意見を求めます。ACIPの設立が1964年ですから、76年の当時はもちろんACIPは十分機能しています。

2月19日、CDCは記者会見を行いました。これを受けて、メディアは大々的に「新型インフルエンザ」の発見を報じました。新聞やテレビは1918年のスペイン風邪再来か、とセンセーショナルに報じたのでした。

その後、13人の患者が豚インフルに罹患（りかん）していたことが分かりました。また、血清を調べてみると数百人がこのウイルスに対する抗体を持っており、すでに感染していたことを示唆していました。これらの抗体が見つかったのはすべて陸軍内で、一般市民の感染はみられていませんでした。

ややこしいことに、季節は冬だったので、「普通のインフルエンザ」、いわゆる季節性インフルエンザが流行していました。この年流行していたのは、ビクトリア株と呼ばれるA型インフルエンザでした。

一般市民の間で季節性インフルエンザが流行し、同じような症状を示す「新型」の豚インフルエンザが、13人の感染者を出している。もしかしたら数百人規模で感染が起きている。この感染はさらに広がっていくのだろうか。そしてそれはどのようなインパクトをアメリカ、そして世界にもたらすのか――。

3月10日、アトランタでＡＣＩＰ会議が開かれました。ＡＣＩＰはすでに、１９７６年の秋用に、ビクトリア株（いわゆる「季節性」インフルエンザ）のインフルエンザワクチンを65歳以上の高齢者や慢性疾患を有する４０００万人以上に推奨していました。

では、13人の患者と１人の死者を出した「新型」ウイルスに対しては、予防接種を推奨すべきでしょうか。

チャンスを活用するか否かのジレンマ

もし予防接種を打たずに豚インフルエンザのパンデミックが来たら、そしてもしその毒性が1918年のスペイン風邪並ならば、大惨事です。しかし一方で、もし、ワクチンを接種してもパンデミックが来なかったら、税金の無駄遣いということで非難を浴びるかもしれません。

あるCDCのスタッフはこう言いました。どっちに転んでも勝ち目のない議論である、と。これはいわば、作為過誤回避と不作為過誤回避のジレンマですね。

これまで、新しいインフルエンザウイルスが出現したら、それは必ずパンデミックを起こしていました。今回も起こすであろう、と普通なら考えるでしょう。そして今回、アメリカには、予防接種を作り、そしてそれを「事前に」供給するというチャンスがありました。それを活用するか、否か？

もっとも、ほとんどの専門家は、スペイン風邪の再来が1970年代のアメリカで起きるという可能性は低いと考えていました。

スペイン風邪の起きた1918年は、抗生物質も存在しなかった時代です。ウイルスによる病気であるインフルエンザそのものには、抗生物質は効かないのですが、二次的に起きる肺炎には、抗生物質は効果を発揮することがあります。死亡率が1％といわれたスペイン風邪ですが、１９７０年代の、抗生物質がすでに人口に膾炙（かいしゃ）していた時代に同じウイルスが流行していたら、死者数は１９１８年当時よりも少なくなると考えるのが普通でしょう。

事実、その後起きた二度のパンデミック、１９５７年のアジア風邪と１９６８年の香港風邪では、スペイン風邪の時に比べて、ずっと死亡者数は少なかったのです。

結局、ＡＣＩＰ会議では、ワクチン製造支援や接種計画の必要性が議論されましたが、具体的なプランについては結論が出されませんでした。

具体的な見解を推し進めたのは、デビッド・センサーという人物でした。

「起きたらどうしよう」から「起きるだろう」への変化

センサーは当時のＣＤＣのディレクターでした。彼はこの職に、１９６６年以来もう10年近く就いており、筋金入りの公衆衛生の専門家でした。ＣＤＣのことは何でも知っている専門家で、押しが強い人物だったようです。この時はＡＣＩＰ会議の議長もしていました。

彼は政府と交渉すべく、行動覚書を準備します。これが完成したのが３月13日。

覚書には、すべてのアメリカ人へのワクチン大量接種、1億3400万ドルの予算の計上、そして連邦政府がワクチンの買い上げと検査を行い、州政府がワクチンを支給、公衆衛生部門および臨床医が接種する、というプランが描かれていました。

センサーの覚書は、フォード政権の保健教育福祉省（HEW）長官だったマシューズに報告されました。3カ月で2億人以上の国民に予防接種を提供する、などとかなり過激な意見が書かれた報告書で、あまりの熱意にマシューズは「ひいて」しまったのですが、しかしこれを拒否する理由は彼にはありませんでした。

同省の副長官、セオドア・クーパーも、センサーの見解にやや首をひねる点を見いだしながらも、結局はセンサーに同意しました。彼の父親は1918年のスペイン風邪のひどい思い出を息子に語っており、これも彼の意を決するのに影響したといいます。この時クーパーは、ポリオワクチンの開発者で高名なアルバート・セービンの意見も求めています。

3月22日、マシューズとクーパーは、フォード大統領に、予防接種を推進すべし、という見解を述べました。ACIPでは「議論して考える」という留保がついていたのに、いつの間にか「ワクチンは安全で素晴らしい」という見解に転じていた。「スペイン風邪のようなパンデミックが起きたらどうしよう」という議論が、いつの間にか「起きるのじゃないか」

という蓋然性の高い言説に転じていたのです。

当初区別して議論されていた大量「接種」と大量「確保」の違いも、このころにはあいまいになっていました。非専門家にはよく分からぬ違いであったのかもしれません。ワクチンの副作用が不明な点、小児の投与量が不明な点、副作用が起きた時の訴訟のリスクなどは大統領には知らされませんでした。

その年、フォードはロナルド・レーガンとの予備選挙を戦っていました。腕に痛い注射を打ったのに何も起きぬ場合も、また予防接種を打たないでいたところインフルエンザ大流行が起きた場合も、彼の選挙に悪影響を与えることは必至と考えられました。ここでもダブルバインド状態です。

センサーの覚書を無視することも、はばかられました。そうすれば、その事実はいずれ漏洩し、問題が起きた時に「あのときセンサーが具申していたにもかかわらず」と批判される可能性があったためです。

「何かをするべき」という空気

フォードは悩みました。

結局、フォードは、何もしないで座して待つより、「何かをすること」を決意しました。センサー、マシューズ、クーパー、フォード。決定に影響を与える者皆が、「何かをすること」という根拠の小さな決意に燃えていたのです。もしかしたら、こういう「何かをしないよりは何かをする」メンタリティーは、アメリカ流のヒロイズムの発露であったのかもしれません。

ただし、フォードは再度、専門家の見解も聞くことにしました。何しろ、インフルエンザのリスクは誰にも分かっていなかったのです。彼自身、自分の決定に後押しが必要だったのです。

大統領に召喚された専門家は、ＡＣＩＰにも参加したマウント・サイナイ医学校微生物学部長のエドウィン・キルボーン（インフルエンザの厄災をもっとも悲観的にとらえていた）、テキサス大学の公衆衛生校学長であるロウレル・スタローンズ、ウイルス学者のフレデリック・ダベンポート、メルク社のウイルス・ラボにいたモーリス・ヒルマン、ポリオワクチンを開発したソークとセービンでした。ソークとセービンだけがＡＣＩＰのメンバーではありませんでした。

3月24日。会議は開かれました。

ソークは強く大量接種を勧めました。誰も反対はしませんでした。後に、反対すべきであったと反省する専門家もいたようですが、当時そのように面と向かって反論する「空気」がなかったのです。

その夜、大統領は声明を発表しました。両脇にはソークとセービンがいました。インフルエンザの「とても現実的な可能性」（very real possibility）があるため、アメリカの男性、女性、小児すべてが予防接種を受けるべきである、と発表したのです。予防接種大国アメリカにして、国民すべてに、というのは初めての決断でした。

大統領は議会に予算請求し、上院は4月9日、下院は同月12日に予算を承認しました。そして豚インフルエンザワクチン予算を認める法律は、4月15日に成立したのでした。

別の感染症流行による不安が、ワクチン接種を後押し

ワクチンを国民すべてに支給するという連邦政府のプランですが、ワクチンの運用は実際には各州に任されていました。センサーの覚書にも、そのような計画になっていました。

また州によっては、各郡に任せていました。ある州では学校で、ある州では病院での接種が計画されました。ニューヨーク市はインフルエンザ流行には懐疑的で、流行が始まってか

ら接種をするよう計画しました。

連邦政府が何かを決めたからといって、各州、各自治体が右にならえ、とならないところは、自らが意思決定を行うアメリカ的な反応です。いちおう、連邦政府は1回接種を推奨しましたが、その科学的根拠は乏しいものでした。

インフルエンザの専門家であるエドウィン・キルボーンは、ニューヨーク・タイムズに寄稿し、１９４６年、１９５７年、１９６８年と、インフルエンザは11年ごとにパンデミックを起こしてきた。だから、１９７９年、つまり11年後にまた流行するのではないか、とコメントしています。たった2回の周期性でもって、このような「インフルエンザ11年回帰説」を述べるというのは、専門家としては実にナイーブな見解だと思うのですが、２００９年の「新型」インフルエンザの流行時にも、第二波がいつやってくるのかが、（その周期性を予測に導くデータが希薄なのに）専門家の間でまことしやかに予測されたことを考えると、人間にはいかにも進歩というものがないのかもしれません。

さて、多くの専門家や『ニューヨークタイムズ』のようなメディアが、予防接種に反対しました。このような「国民総接種」には根拠がない、というのでした。

4月、豚インフルエンザワクチンの臨床試験が始まりました。いくつかのワクチンを使い分けて、その効果と副作用を見積もろうとしたのです。小児では、全粒子ワクチン（whole vaccine）では副作用が強すぎ、スプリット・ワクチン（split vaccine）では効果が小さい、という結果でした。ワクチンの種類や投与法、投与量の調整は簡単でないことが示唆されました。

さらに難問がわき起こります。保険会社たちは豚インフルワクチンの有害事象をカバーしないと宣言したのです。当時はまだ無過失補償制度がアメリカでも確立しておらず、民間の保険会社がワクチンの有害事象に対する補償を担当していました。一方、ワクチン製造会社は、保険会社がワクチンの有害事象をカバーしない場合は、ワクチンは作らない、と述べました。このため、ワクチン製造は延期され、7月までに接種を開始する予定が、8月すらおぼつかなくなったのでした。

8月、訴訟対策と補償の問題が暗礁に乗り上げていた時、偶然の別の出来事が起きました。ペンシルバニアで多くの在郷軍人が呼吸器疾患で亡くなったのです。もう半年も豚インフルエンザの症例は見つかっていなかったのですが、みんなが、すわ豚インフルエンザか?と恐怖しました。

実はこれはインフルエンザではなく、新しい病気でした。我々がいま「レジオネラ症」と呼んでいる感染症です。この病気も感染症学的にはたいへん重要な病気ですが、豚インフルエンザの歴史にその名前が出現するところが非常に興味深いです。医学史の重層性を感じさせます。

感染症の歴史は偶然の積み重ねです。偶然この年発見された細菌感染症が、異なる感染症の「恐れ」を惹起（じゃっき）します。つまり、レジオネラという新しい呼吸器感染症がもたらした恐怖が、豚インフルエンザ予防接種の後押しをしたのでした。

相次ぐギラン・バレー症候群

ついに10月1日。大量接種プログラムがスタートしました。最初は１００万人以上の成人が接種を受けることになりました。小児のワクチンについては臨床試験が終わっていなかったのです。

10月11日、ピッツバーグの３人の高齢者が、予防接種直後に死亡しました。同じ医療機関で、同じ日に、です。パーク・デイビス社の同じバッチ（製造単位）のワクチンが使われていました。

これを受けて11の州が予防接種を延期しました。センサーは「今のところワクチンが悪いという証拠はない」という声明を発表しました。剖検では3人の死因は心不全でしたが、何が心不全の原因となったのかは不明なままでした。高齢者は毎日死んでいるのだから、これは偶然である、という主張もなされました。

10月14日、テレビの前で、フォード大統領一家自らワクチンを接種しました。接種を延期していた州も徐々に接種を再開しました。毎週何百万というアメリカ人が予防接種を受けたのでした。11月、小児の接種は2回とすべし、という最終的なデータが出ました。

この間、懸念されていた豚インフルエンザの流行はありません。ミズーリ州で1例見つかったのみです。パンデミックどころか、小流行すら確認できません。

12月までには4000万人のアメリカ人が接種を受けました。過去に接種されたインフルエンザワクチンでは最大の規模でした。これまでは、最高でもその半数程度しか接種されていなかったのです。とはいえ、地域による接種率の差は大きいものでした。デラウエア州では80％程度の接種率がありましたが、ニューヨークでは10％程度しかありませんでした。

11月、ミネソタの医師が、接種後にギラン・バレー症候群という神経の病気が起きた事例を経験しました。この医師はミネソタ予防接種プログラムに報告し、プログラムのデントン・ピーターソンがCDCに連絡しました。1週間以内にさらに3例の報告があり、1名は死亡しました。ピーターソンはやはりＣＤＣに連絡しました。ほかにもアラバマから3例、ニュージャージーから1例の報告がありました。

ギラン・バレー症候群は当時、毎年アメリカで５０００例程度見られていた、比較的珍しい病気でした。末梢神経系に炎症が生じ、四肢などに麻痺が起きる病気です。ワクチン接種とギラン・バレー症候群。これは偶然の出来事でしょうか。

12月11日には、11の州でギラン・バレー症候群が見つかるようになりました。12月13日、センサーは外部専門家を招いて会議を開きました。ギラン・バレー症候群とワクチンの関係、そして予防接種プログラムの継続について議論されました。この時点では、予防接種プログラムは継続すべし、という結論となりました。

12月15日、そして16日、センサーは繰り返し専門家会議を招集しました。4日間で3回の会議です。ギラン・バレー症候群とワクチンの関連性を確認するため、1カ月間の予防接種延期をすることに皆が同意しました。同日、この決定をセンサーはホワイトハウスに連絡しました。フォード大統領は同意し、予防接種計画は中断されました。クーパーはこのプログラムを再開するのは困難であると述べました。

12月29日、ＡＣＩＰは予防接種プログラムの再開に反対する決議をします。その後、大量接種プログラムはついに再開されることがありませんでした。１９７６年の豚インフルエンザ対策は、結局失敗に終わったのです。懸念されたインフルエンザの流行はなく、何千万という予防接種が無駄に使用され、そして副作用による被害者が出たのですから。

１９７７年１月20日。カリファーノが新しいＨＥＷ長官となります。２月、カリファーノはセンサーの辞任を要求し、センサーは10年間務めたＣＤＣのセンター長という職を辞したのでした。

「すべきこと以上をしてしまった」情熱

このように、１９７６年は未曾有(みぞう)の豚インフルエンザパンデミックが懸念され、何千万人というアメリカ国民が予防接種を受けました。しかし、懸念されたパンデミックは起きず、逆にギラン・バレー症候群という副作用が問題になり、この予防接種計画は結果的には失敗に終わります。

ギランバレー症候群の発症率は、この時のワクチン接種者は一般の場合よりも11倍高いと見積もられました。もっとも、被接種者中のギラン・バレー症候群発症者は10万人に１人、死亡者は２００万人に１人と、低いものでした。

分析を行ったニュースタットは、その報告書に、「いかに専門家がインフルエンザという疾患を理解していなかったかを示している」と記載しています。失敗の原因として、

・わずかなエビデンスに基づく理論に対する、専門家の自信過剰
・個人の意図からきた確信
・医療従事者が、素人の上司に「正しいことをさせよう」と思った情熱
・決定されねばならないこと以上を決定してしまった、未熟なコミットメント
・再考を準備するべく、不確実さを認識することに失敗したこと
・科学的ロジックや思考への不十分な吟味
・メディアとの関係を軽視

とされています。

デビッド・センサーは2009年4月、CNNのインタビューに答え、「もしまた1976年と同じような問題に直面したら、大量接種は推奨しなかっただろう」と述べています。

そういえば、2001年の炭疽（たんそ）菌テロ事件の後、同じような議論がなされたことを思い出

します。９月11日の同時多発テロ事件の時、僕はニューヨーク市の病院で感染症のトレーニングを受けている研修医でした。同時多発テロの数日後、炭疽菌という細菌を郵便物を介してばらまく「生物テロ」行為が起きて大きな問題になりました。そして、特に大きな根拠がなかったのですが、「炭疽菌の次は天然痘だ」という話になりました。

天然痘はすでに自然界からは撲滅宣言が出されていましたが、そのウイルスはアメリカとロシアが保存していました。テロリストがこれを入手して使用するのでは、という噂がまことしやかに語られたのです。

天然痘の患者は当時１人もいませんでしたが、僕たち感染症の患者を診る医者は、天然痘ワクチンの接種を求められました。僕も天然痘ワクチンを接種されました。小さなさすまたのような針で液体を直接皮膚に打ち込むという奇妙なワクチンでした。

ところがその後、このワクチンを接種した後で、心外膜炎や心筋炎という副作用が生じる人が出てきました。すったもんだのあげく、２００３年、正式に天然痘ワクチン接種は中止に至ります。

アメリカってクライシスに意外に弱く、こういう「懸念」が生じると、すぐにパニックに陥ってばたばたとアクションを起こしたがる性向にある。僕はそう思っています。

7章　ポリオ生ワクチン緊急輸入という英断——日本の成功例

ポリオワクチンの開発——生ワクチンと、不活化ワクチン

アメリカのように予防接種先進国に見えても、またACIPのような堅牢な組織やシステムを作っていても、ワクチンで失敗することはあるのです。特に、新しい感染症、未知の感染症の場合には、感染症のデータも理解も十分ではありませんから、何が「正しい」対応なのか簡単には分からないのです。

1976年の豚インフルエンザの時は、流行するか分からないインフルエンザを「流行するかも」と間違って見積もり、安全性の確立していないワクチンを「安全だろう」と間違って見積もり、二重の間違いが悪い結果をもたらしました。ワクチン接種プログラムが失敗す

るとはこういうことをいうのだ、という典型的なパターンだと思います。

　では、ワクチン大量接種が常に間違っているかというと、そういうわけでもありません。病気の流行規模が大きく、相対的にその副作用が小さい時には、ワクチンの大量接種が大いに恩恵をもたらすこともあります。

　次にそのようなワクチンがうまくいった例として、日本におけるポリオ生ワクチン緊急輸入の例を取り上げてみましょう。

　ポリオとは神経に起きる感染症で、急性灰白髄炎（きゅうせいかいはくずいえん）とも呼びます。俗に「小児麻痺」と呼ばれ、乳幼児に多い疾患です。人間の糞便（ふんべん）中にいるポリオウイルスが感染して起こり、麻痺などの障害を残す可能性があるのです。現在でも、発症したらこれといった治療法がありません。

　１９４０年代、50年代。日本では毎年何千人というポリオの患者が出ていました。

　ポリオのワクチンには2種類あります。甘い液状のシロップを口に入れて飲み込むワクチン（経口生ワクチン）。注射で打つ、普通のワクチンっぽいワクチン（不活化ワクチン）。前者はセービンというアメリカ人が、後者はソークというやはりアメリカ人が、ほとんど同時期に開発しました。豚インフルエンザワクチンの話でもこの二人の名前は出ましたね。

現在、日本で用いているのは、セービンさんが開発した経口生ワクチンです。初めてポリオワクチンが開発されたのは、1953年。注射のソーク・ワクチンでした。

1955年にはアメリカ、次いで西欧諸国で、ポリオワクチンの接種が始まりました。

しかし、ソーク・ワクチンは、病気の予防には効果がありましたが、感染したウイルスの増殖と、さらなる感染の広がりを防ぐ効果はありませんでした。生ワクチン（セービン・ワクチン）の方が効果が高かったのです。

広がるポリオの集団感染――自己負担が足かせに

このような諸外国の動きを受けて、日本でも1958年に、伝染病予防調査会がポリオワクチンの国内生産を厚生省（当時）に答申しました。国立予防衛生研究所（当時）でのワクチン開発も同時に行いました。国内生産態勢が整うまでは輸入ワクチンを用いることも決まっていたそうです。

また、1959年には、ポリオは伝染病予防法による指定伝染病に指定され、届け出義務が課されました。正確な患者数を把握することを可能にするためでした。

1959年、輸入ソーク・ワクチンが用いられたのですが、その量は多くなく、また任意接種で全額自己負担でした。3回接種となると、当時のお金で5千円から1万円程度かかったようです。この年、八戸でポリオの流行が起き、アメリカからソーク・ワクチンを輸入する案が出ますが、この年は当のアメリカでもポリオが流行しており、日本には十分な量のワクチンが提供されませんでした。

1960年、北海道夕張市で、ポリオの集団感染が発生しました。上下水道の整備の遅れていた地域で、糞口(ふんこう)感染するポリオの患者はどんどん増えていきます。上下水道の整備の遅れている地域に住んでいる人は、所得の少ない人が多く、そのため自己負担のポリオワクチンへのアクセスは限定されていたのです。必要な人に必要なワクチンが届かない状況だったのです。

ポリオを定期接種の対象とするには法改正が必要だったので、これには時間がかかりました。法律上の手続きが煩瑣(はんさ)で、即座な対応ができなかったのです（これは予防接種法成立当時、戦後まもなくから、21世紀の現在でも続いている大きな問題です）。

日本ウイルス学会など、ワクチンの専門家学会も、日本で自前のワクチンを製造することを優先して、輸入には及び腰だったようです。当時の学者は社会問題に関して無関心で、カッティングエッジな研究の方に、より高い関心を持っていたところもあったようです。まあ、これは今でも同じような雰囲気はありますが。

ちょうどそのころは安保紛争のころで、岸内閣が解散、池田内閣発足の時期でした。そのため、予算措置でのソーク・ワクチン接種が行われることになり、1960年8月に「急性灰白髄炎（ポリオ）緊急対策要綱」を閣議了解で出しました。

ある程度の国民の出費を必要としましたが、公費負担も行うことにし、接種率の上昇を試みました。予防接種法の枠外なので、ワクチンは「勧奨接種」となりました。義務接種ではない、ということです。

生ワクチンの開発と「実験投与」

1961年1月から、ソーク・ワクチンがずっと安価に手に入ることになりました。そして実質的には「定期接種」として、3歳児以下のポリオワクチン接種を推進したのです。

ところが、当初1歳6カ月までだった接種対象を3歳まで拡大したこともあり、ワクチン不足が問題となりました。国産ワクチンの検定不合格が続いたことも、ワクチン不足に拍車をかけたといいます。

検定というのは難しいもので、いい加減にやってしまうと「京都・島根ジフテリア事件」

のようなワクチン副作用の問題を起こします。逆にあまりに厳しい検定だと、いざという時ワクチンを必要とする人たちに提供できません。話はずれますが、日本でＨｉｂの導入が遅れた理由においても、過剰なまでに厳しい承認審査の影響がありました。

アメリカでも日本でもポリオが流行していたこの時期、ソ連では経口生ワクチンの開発が進んでいました。１９６０年の流行時、ソ連はこの生ワクチンの寄贈を日本に打診しますが、生ワクチンの安全性への懸念もあって、この導入は進みませんでした。冷戦構造によるアメリカへの配慮もあったでしょう。

真々田弘の『誰が医療を守るのか』によると、ソ連からのワクチン寄贈計画は、医師で、後に共産党から衆議院議員になる津川武一、同じく医師の岩淵謙一、馬島僴（ゆたか）、佐藤猛夫が、八戸でのポリオ流行の惨事を見るに見かねて、ソ連大使館にかけあったのが端緒といいます。当時はまだソ連でもソーク・ワクチンが主流で、それが八戸市に送られたというエピソードがあります。

その後、同年の夕張市でのポリオ流行時も、ソ連はソーク・ワクチンの輸出をオファーしますが、厚生省は検定施設の不備を理由に、これを拒み続けました。

このころ、厚生省は生ワクチンの開発・導入に積極的で、「弱毒性ポリオウイルス研究協議会」（生ワク協議会）の結成に関与しました。1963年から生ワクチンの導入が計画されたのでした。

当時NHK社会部記者であった上田哲（後に国会議員）は、「ポリオ日報」という番組を制作し、ポリオについて放送を続けました。当時は厚生省の情報収集、情報公開システムが未熟であったために、NHKがその機能を代替したのでした。NHKはポリオ流行の危険性を説明し、ソーク・ワクチン接種の呼びかけを行いました。そしてまた、生ワクチンの存在をも啓蒙したのでした。

1961年5月、生ワク協議会は臨床試験を始めようとしていました。ポリオは九州、山口県で流行していました。ここで再び、生ワクチンの導入の議論が行われました。公衆衛生局は流行への対応のために生ワクチンの早期導入を試みましたが、薬務局は生ワクチンの副作用のリスクを考え、薬事法上の手続きを省くことには躊躇（ちゅうちょ）しました。

九州ではその間患者が増加したため、まだ実験中であった生ワクチンが「実験投与」の名目で投与されることになりました。その数35万人分です。

ここがワクチンの難しいところです。臨床試験中のワクチンということは、安全性だって確立しているわけではありません。「京都・島根ジフテリア事件」「豚インフルエンザ事件」

に見るように、一般的にはこのような行為は正当化されない可能性は高いでしょう。

しかし、緊急時にはその安全性の確立よりも、目の前の厄災を鎮火する方により力点が置かれます。「安全で有効なワクチンを供給する」というスローガンがあまり意味がないことがここから分かります。「ある程度安全で、目の前の悲惨よりも意味のあるワクチンを」供給することが大事なのです。

生ワクチン輸入の決断と、流行の収束

それでも流行は続きました。患者が１０００人に至った6月、生ワクチンを求める陳情団が厚生省に大挙して押し寄せました。ＮＨＫも、強い生ワクチンキャンペーンを行いました。国自らが薬事法違反をおかしては問題です。「野外実験投与」の名目で行わないといけないでしょうか。厚生大臣はワクチンの効果と副作用のバランスにおいて苦しい決断を迫られましたが、結局6月20日に、ワクチン輸入を決定したのでした。生ワク協議会の専門家は、賛成もしないが反対もしない、という煮え切らない態度のままでした。古井厚生大臣が政治的に輸入を決定したのです。

ソ連、そしてアメリカから１３００万人分の生ワクチンが輸入され、これが無料で全国に

提供されました。1カ月で終了したこの投与でポリオの流行は抑えられ、9月には流行が収束しました。8月17日には、伝染病予防調査会と生ワク協議会が合同会議を開き、生ワクチンの採用を決めたのでした。その後も定期接種には不活化のソーク・ワクチンが使用され、生ワクチンは「法定外の特別対策」の名目で使用されました。

1964年、ワクチン業者6社による、ポリオ生ワクチンの国産態勢が整いました。そこで、予防接種法施行規則に定めるポリオワクチンは、不活化（ソーク）から、経口生ワクチンに切り替えられたのでした。

「福音」から「災厄の種」へ——実際のポリオより大きくなった副作用

ポリオ経口生ワクチンはよく効くワクチンでした。このおかげで日本ではポリオ（いわゆる小児麻痺）は激減しました。

実は経口生ワクチンは「生きている」ために、ごくまれにワクチンそのものがポリオを起こすことがあったのですが、「本物の」ポリオがワクチンのおかげでどんどん減っている以上、そのような些細な問題はあまり気にしなくてよかったのです。なにしろ、1960年（昭和35年）には、日本で年間6500人という大量の患者さんがポリオを発症していました。それに対して、経口生ワクチンそのものがポリオのような病気を起こす可能性は、30万～数百万分の1程度といわれています。ワクチンの恩恵がその不利益をはるかに凌駕しているために、この副作用は「正当化」されたのでした。

ところが、21世紀の今、日本には天然のポリオ（自然界に起きるポリオ）はなくなっています。最近発見される「小児麻痺」は、すべてワクチンの副作用なのです。ワクチンで予防する病気そのものが、ワクチンのおかげで激減しました。そのせいで、まれな副作用の意味が相対的にだんだん大きくなってしまい、ついには実際のポリオという病気そのものよりも大きくなってしまったのです。

このことに気がついていた多くの先進国は、経口生ワクチンから、「生きていない」不活化ポリオワクチン（ソーク・ワクチン）に切り替えはじめました。

例えばアメリカでは、２０００年から、注射の不活化ワクチンに切り替えています。不活化ワクチンを使えば、ポリオワクチンでポリオになることはありません。日本でも不活化ワクチンを使えば、ワクチンの副作用（であるポリオ）のリスクは回避できるのです。

なぜ、日本は今でも生ワクチンに固執するのか？　国内メーカーが不活化ワクチンを開発するのを待っているからだ、という説明がされています。しかし、アメリカが決断してから

10年もたっているのに、なぜ？　という疑問は消えません。

１９６０年には「福音」であったポリオ生ワクチンですが、ポリオの激減した21世紀には、むしろ「厄災」の種になっています。

ワクチンの相対性という本質がここに表れています。ワクチンが「善か悪か」という切り口で議論するのが不毛だ、ということも、このことは意味しています。

8章　「副作用」とは何なのか？

社会問題化しはじめた副作用

ここでワクチンの副作用についてもう少し考えてみます。

予防接種の副作用が問題視されるようになり、社会問題となったのは１９６０年代のことです。

すでに「京都・島根ジフテリア事件」で紹介したように、初期の予防接種法では、ワクチン副作用被害者の救済制度は確立されていませんでした。被害者は個別に、自治体や国にかけあっていました。医師の方でも、予防接種の副作用は被接種者の「特異体質」として片付けてしまう傾向にありました。陳情の果てに自治体から見舞金を受け取ったり、訴訟が起きたりしはじめるのもこのころです。

１９６７年、群馬県議会は、種痘後脳炎の被害事例を受けて、「予防接種実施にともなう無過失事故に対する救済措置の確立について」という意見書を厚生省（当時）に提出しました。１９６９年には、全国市長会が救済制度を要望するようになります。予防接種の被害を報じる報道もこのころから増えてきました。被害者たちの結束もあり、個別であった「陳情」や訴訟が、組織的な活動となっていったのです。

１９７０年の伝染病予防調査会では、強制性や罰則付き義務接種を限定することや、副作用への救済が提言されました。またここで、無過失救済制度導入が提言されます。当時問題となっていた公害被害者の救済と同じような流れだったのでしょう。

１９７０年６月より、種痘の副作用、いわゆる「種痘禍」についての報道が多くなります。武田薬品製種痘ワクチンのうち、ロット番号Ｈ２２７に副作用が多く出たためでした。

ところが、異なるロットのワクチンからも副作用が生じ、種痘接種の中止が相次ぎました。これまで報道されてこなかったような軽微な副作用もどんどん報道されるようになり、その危険性が喧伝されるようになりました。被害者家族も全国組織を作るようになります。

これに対して厚生省はワクチンの接種量を減量したり、予診の強化、禁忌の拡大を行うことで対応しました。質問票が登場するのもこのころです。

予防接種の成功事例というと、教科書的には真っ先に、種痘による天然痘の撲滅という話題が出てきますが、その種痘といえどもダークサイドがあるのです。死亡率30％の天然痘が猛威をふるっていた戦前・終戦直後には、非常に価値の高かった種痘ですが、患者が減少した1970年代においては、むしろそのマイナス面が強調されるようになったのでしょう。

このことは、予防接種政策はこまめに現状を分析して見直すことが大切であることを示唆しています。

このような予防接種の被害者に対しては、「お悔みのことば」というのがあり、当時の厚生大臣からの言葉として、被害者に届けられています。

お悔みのことば

〇〇殿には予防接種を受けたことにより不幸にも昭和〇年〇月×日死去されました

これは社会防衛のための貴い犠牲であり誠にお気の毒にたえません

ここに衷心より哀悼の意を表します

昭和○年○月○日
厚生大臣 ○○○

これは昭和52年のもので、前述の手塚洋輔先生の『戦後行政の構造とディレンマ』にそのコピーが掲載されています（198ページ）。「社会防衛のための」犠牲である、というメッセージが載っているのが、興味深いです。

予防接種法の大幅改正

医師の書類送検、それに対抗するボイコット運動は以前から行われていたようです。

1970年10月、東京都品川区で、ある医師が、生後2カ月半の女児にDPT（三種混合ワクチン）を接種しました。その女児はワクチン接種後発熱し、その後嘔吐。窒息して死亡するという事態が起きたのです。

この死亡が、医師の予防接種が原因であると、警察が書類送検を行ったのでした。品川区医師会はこれを重く見て、集団接種のボイコットに入ります。

厚生省や日本医師会が調整に入り、最終的に医師は不起訴となりました。この後、各医師会は、自治体との医師の免責事項を入れた契約・協定を結ぶようになります。

１９７６年、予防接種制度の大きな改正がなされました。１９４８年の制定以来、実に28年ぶりの改正です。強制接種の罰則規定がなくなり、被害者救済制度が法制化されました。また、医師の免責を明確にして、副作用問題に対応したのでした。その賠償責任は、市町村、都道府県、または国が負う、と明記されるようになったのでした。

日本脳炎とインフルエンザについては、事実上任意接種だったのですが、これが義務接種になりました。また、定期接種の接種年齢の規定が、法律事項から政令事項となり、法改正の必要がなくなりました。

インフルエンザの学校における集団接種は、この予防接種法改正を受けて強化されました。これまで低かった接種率も、80％以上を目標に強化されたのでした。ただ、当時はインフルエンザワクチンは2回接種だったこともあり、その普及は進みませんでした。

「同意方式」と低下する接種率

インフルエンザワクチンは、天然痘ワクチンや麻疹ワクチンと異なり、その効果があまり強くありません。そこで、その効果そのものに疑問を投げかける人も増えてきました。そんななか、1979年に、インフルエンザワクチン第1回接種における副作用が見られ、第2回接種の見合わせが行われました。翌1980年、群馬県前橋市は、ワクチンの効果がはっきりしないという理由から、インフルエンザワクチンの集団接種を中止しました。

厚生省は、ワクチン接種を行うよう指導しましたが、前橋市はこれに従わなかったのです。そして、前橋市医師会は、その後有名な「前橋レポート」を作成します（後述）。

当時としては、インフルエンザワクチンは、流行の防止には役に立たないが、発病防止や重症化防止はできると考えられていました。またインフルエンザワクチンは、当時のワクチン売上げの大半を占めていたため、ワクチン業者の思惑というのも問題になりました。実際、インフルエンザワクチンの集団接種なしでは倒産してしまうと考えた業者もあり、この後、日本では、業者のワクチン開発能力が極端に低下していくのでした。

新聞は「科学的根拠に乏しい」インフルエンザワクチンの集団接種に、おおむね批判的でした。ここで厚生省は、予防接種の「同意方式」を導入しました。このため、接種率は大きく低下したのでした。保護者の同意があって初めて予防接種が適用される、というシステムの導入は、強制接種という長く続いたシステムの放棄を意味していました。

風疹は1977年、麻疹（はしか）は1978年から定期接種に指定されています。ムンプス（おたふく風邪）は、1980年から任意接種が行われていました。アメリカでは、1973年からMMR（麻疹＝M、おたふく風邪＝M、風疹＝Rを一度の接種で予防できる三種混合ワクチン）が接種されていましたが、日本でこれを開発し、導入されたのが1989年です。

しかし、このMMR接種の副作用として、無菌性髄膜炎が多数見られたため、1993年に、MMRは全国的に使用中止となりました。髄膜炎の発生率は、1989年には10万～20万人に1人と、まれなものと考えられていましたが、1993年、MMR中止時点では、千～数万人に1人と、その発生数は増加していました。

MMRの副作用の原因は、ムンプス（おたふく風邪）ワクチンの部分にあることが、現在では分かっています。そこで、現在では、このMの部分を外した、MR二価混合ワクチンを用いています。しかし、副作用を減らしたMRワクチンの定期接種への組み込みは、結局2006年までずれこんでしまいました。

相次ぐ訴訟──「個人防衛」重視の姿勢へ

こうした経緯のなかで、予防接種の副作用に対する、国を相手にした集団訴訟が行われるようになりました。小樽における訴訟（1970年）では、生後6カ月の男児に、天然痘ワクチンの副作用で下半身麻痺と知能障害が起きたというものでしたが、被害者が禁忌者であったということで、それを看過した医師や国の過失を認めたものになりました。

訴訟の記録を読むと、確かに被害を受けた方の多くは問診票もとられておらず、いきなりのワクチン接種だったようで、当時の予防接種のずさんさが伝わってきます。

この小樽の訴訟は、1992年にようやく判決に至っています。東京高裁では厚生省に対して、「長く、伝染病の予防のため、予防接種の接種率を上げることに施策の重点を置き、予防接種の副作用の問題にはそれほど注意を払わなかった」と判断しています。メディアもこの判決を好意的に受け止めました。

しかし、この判決には重要な落とし穴がありました。東京高裁はここで「禁忌者を識別できるような態勢をとっていなかった」という理由で厚生省を批判していたのです。

この点は重要です。なぜなら、この物言いでは「行政や医療者が工夫したり苦労すれば、禁忌者（予防接種を受けると副作用を出してしまうような人）は識別できる」という前提に基づいているからです。

しかし、すでに何度も述べたように、医療の世界は司法の世界と異なり（いや、正確には司法の世界も同じなのですが）、「１００％の勝利」はありえない、「ゼロリスク」はありえないのです。禁忌者の完全なる識別など、21世紀の現在においても不可能なことです。したがって、ここで東京高裁は、できもしない高いレベルの予防接種システムを行政に強要したことになります。

無理を通せば道理が引っ込みます。厚生省は、１９９４年に予防接種法を大きく改正します。そこでは個人の防衛を重視しようという、「社会防衛から個人防衛へ」の大きなパラダイムシフトが行われました。義務接種から勧奨接種に転換し、予防接種は国民の義務ではなくなりました。また、健康被害救済制度はそのまま残されました。

また、集団接種は否定され、個別接種によって禁忌者を識別しよう、というプランもここで出されています。集団接種というあり方こそが禁忌者の識別を阻んでいる、という判断からでした。実際には集団接種をしようがしまいが、どの人に予防接種の副作用が発生するのかを、完璧に予見することなどできないのですが。

予診表に署名は何のため？――「患者中心の医療」という名の責任回避

このころは、インフォームド・コンセントという言葉が流行り出した時代でもあり、保護者に責任を共有させるため、予診表に署名させるようになってきました。当時の医療の世界では、アメリカのものが最良という傾向がありました。

現在では、予防接種においては「禁忌」という強い言葉は用いられず、接種要注意者、接種不適当者という言葉を用い、場合によっては接種可能であることが示唆されています。定期接種には接種期間や対象者を決めており、これに該当しない場合は任意接種となります。

任意接種になると費用も自費ですし、また国の責任が回避されてしまいます。任意接種の場合の副作用は、独立行政法人・医薬品医療機器総合機構に申請し、中央薬害副作用認定部会で審議・認定されると救済制度が適用されます。

ただし、不可思議なことに、救済額は定期接種の場合よりも、かなり金額的に落ちるのが現状です。任意接種の給付金額は、定期接種の二類疾病における健康被害救済額に準じています。例えば、障害年金は、一級の定期接種（一類）だと492万7200円ですが、二類だと273万7200円です（2003年）。なお、任意接種の薬害救済の原資は、医薬品製造業者などから拠出されています。

予防接種に強制性はなくなりました。集団接種もなくなりました。予防接種の接種率は大きく低下します。中学生女子を対象にした風疹ワクチンの接種率が下がり、ＭＲワクチンの接種率が下がり、そしてインフルエンザワクチンの接種率が下がりました。

２００１年に予防接種法は再改正され、定期接種が一類、二類疾病と細かく分けられています。二類疾病には、高齢者に対するインフルエンザワクチンがありました。

このように予防接種の副作用とそれに対する医療訴訟があって、日本の予防接種のあり方は、どんどん変化していきました。病気を征圧しようと、強制的、集団的に行われた予防接種ですが、対峙する感染症が減少するに従い、その副作用や強制性が問題になっていったのです。

そして厚生省（現・厚生労働省）は、予防接種の副作用の発生の責任を追及され、予防接種に対するコミットメントが減らされていきます。アメリカ流の「患者中心の医療」という耳に聞こえのよいキャッチフレーズが人口に膾炙（かいしゃ）したこともあって、意思決定は患者さんにお任せ、僕らはニュートラルに深く介入しませんよ、という、一見ソフトで優しい、しかしある意味無責任な態度へと変じてきたのです。

「副作用」と「副反応」——言葉の問題

予防接種で何かよくないことが起きた時、「副作用」と呼ばれたり「副反応」と呼ばれたり、あるいは「合併症」と呼ばれたりします。

この言葉の解釈にはやや注意が必要です。あまりこだわりすぎるのも問題なのですが。

例えば、虫垂炎（いわゆる「盲腸」）の手術を受けると、おなかに小さな傷がつきます。これは手術をする時に、皮膚を切開しないと、炎症を起こしている虫垂に近づけないためです。

通常僕らの常識では、このように虫垂炎の手術でできた小さな傷に対して、「手術の副作用」とか「手術の合併症」という言い方はしません。それは、「副作用」という言葉には、「あまり起きないまれな事象」というニュアンスが込められているからです。手術全例に見られる小さな傷を「副作用」と言ってしまうと、なんだかよく分からなくなります。

同様に、ある種の漢方薬を飲むと、体がかっかと熱くなって汗が出ることがあります。例えば風邪を引いた時に、「麻黄湯（まおうとう）」という漢方薬を飲むと、ほどなく体はポカポカしてきて、汗が出ます。これは麻黄湯という薬の作用でそうなるのです。

しかし、そういうのを普通僕らは、「副作用」とか「合併症」とは呼びません。麻黄湯による風邪の治療過程における、予想される反応だからです。普通は医師が患者さんに、「体が熱くなって汗が出てきますよ」と教えています。

抗生物質でも同様です。「アジスロマイシン」という抗生物質を飲むとおなかが緩くなって、便が軟らかくなったり、下痢をしたりすることがあります。でも、通常は数日で消えてなくなる症状なので、ほとんどの患者さんは気にしません。僕らは「おなかが緩くなることがありますよ」と患者さんにお伝えします。

結核に使う「リファンピン」という薬を飲むと、おしっこがオレンジ色になります。汗や涙がオレンジ色になることもあります。これもあらかじめ患者さんに伝えておいて、ハードコンタクトレンズやお気に入りのシルクの下着が染まったりしないように、とお伝えしたりします。

こういう作用は、薬の作用そのものの「副産物」みたいなものです。

しかし、通常僕らが使う「薬の副作用」という言葉には、「悪いもの」「あってはならないもの」という隠れた意味が込められています。さして悪いものではなく、ましてあっても当然とすらとれるものを、「副作用」と呼ぶのはちょっとなあ、という気がしませんか。

で、このように予想される反応で、しかも患者さんが特に強く困らない現象を、全部「副作用」と呼び、「あのワクチンの副作用の発生率は70％だ」なんていうと、実際に起きている現象と、使われている言葉の与える印象にギャップが生じてしまいます。

数字の解釈は要注意です。僕らは数字を使うと客観的、つまり誰もが事象の理解を共有できると考えがちですが、全然そんなことはありません。むしろ下手に数字を使ってしまうと、真に起きている現象が理解できなくなったりしてしまいます。

このあいだ、僕はケニアに出張に行く準備のため、腸チフスと髄膜炎菌のワクチンを接種されました。腸チフスのワクチンは炎症が出るのが特徴で、予想通り、接種部位の肩はやや腫れ、さわると温かく、押すとちょっと痛かったです。でも、僕にはもちろん「予防接種の副作用で苦しんだ」という実感はゼロです。

でも、誰か第三者が、「あなた予防接種を打たれて痛くありませんでしたか」と問われれば、「そう言えばちょっと痛い」と答えるでしょう。「腫れていませんか」「少し腫れています」「熱感は？」「あります」。

これで、「腸チフスワクチンは局所の熱感、腫脹（しゅちょう）、疼痛（とうつう）などの副作用が高頻度に認められ」という書き方にすることができるのです。

現象と言葉とその解釈の難しさ

そんなわけで、最近では、ネガティブな印象のやや小さい「副反応」という言葉を、「副作用」の代わりに使うことが多くなりました。リファンピンを飲んでおしっこがオレンジ色になるのは織り込み済みで、かといって「それがために」結核の治療にリファンピンを使わないということはありえません。また、患者さんで「おしっこの色が変わるくらいなら、結核なんて治らなくてもいいや」とおっしゃる方にもお会いしたことがありません。もちろん個々の見解には個人差があってもよいとは思いますが。

「ワクチン嫌い」の方のなかには、「副反応」という言葉をあまり良く思われない方もおいでのようです。なんとなく、悪い事象をごまかして、隠しているようなイメージがあるからみたいです。そうですね。それも一理あると思います。

ネガティブな現象でないものを「副作用」と呼ぶのは問題ですし、ネガティブな事象を「副反応」みたいな中性的な言葉で「ごまかしてしまう」のも問題です。言葉の使い方って難しいと思います。

このように「副作用」一つとってみても、その解釈は様々です。現象をそのままつかみ取るとは難しいことなのです。

言葉を尽くしても僕らは情報を上手に共有することができません。しかし、それでもなんとかがんばってデータを示し、できるだけ客観的になるように工夫して科学的議論を尽くそうと試みます。

ところが、このような前提を根底から崩してしまう行為が世の中には存在します。それが論文のねつ造です。

MMRと自閉症論文事件

1998年2月、ある論文がイギリスの高名な医学雑誌『ザ・ランセット』に掲載されました。「8人の子どもが、MMRという三種混合ワクチンの接種を受けたすぐあとに自閉症になった」という内容の論文でした。

また、この論文は、MMRが新規の炎症性腸疾患という病気にも関係していると主張したのです。論文の著者であるアンドリュー・ウェークフィールドの説によると、MMRによって腸管に炎症が起き、その腸内にある物質が血液中に入って脳に移動し、これが自閉症の原因になるのでは、というものでした。

イギリスでもアメリカでも、この「ワクチンが自閉症の原因」という意見は一部の国民の間で強かったのです。この論文は一大センセーションを巻き起こしました。1998年にはイギリス南部（イングランドとウエールズ）の麻疹（はしか）は56名しか報告がなかったのですが、多くの親が子どもに麻疹ワクチンを接種させないことにしたため、抗体保有者は激減。そのため2008年には1348名の麻疹が発症してしまいました。

ところが、2009年2月8日の『ザ・タイムズ』紙によると、この論文はでっち上げだったことが分かったというのでした。論文の内容と実際の子どものカルテの所見が噛み合わなかったのです。そして、ワクチン接種直後に自閉症を発症した、と信じてよいカルテ記録は、たった1名についてのみだったのでした（これも前後関係か因果関係かは不明です）。

また、この論文は新規の腸炎の存在を示していたのですが、病理学者の報告では、ほとんどの子どもで腸の異常はなかったのです。

この研究を行ったアンドリュー・ウェークフィールドは、消化器内科医でした。2004年2月22日の『ザ・タイムズ』紙によると、ウェークフィールドはワクチンメーカーに敵対的な弁護士から金銭を受け取っていました。この弁護士はMMRが自閉症の原因であると主張する自閉症の子どもの親のために働いていたのです。しかも、ウェークフィールドはそのことを報告する義務があったのにもかかわらず秘匿（ひとく）していました。病院の倫理委員会の審査も経ていませんでした。

ウェークフィールドの主張した「ワクチンが自閉症や腸炎の原因となる」という報告は、その後どの研究者からもなされませんでした。他にもこれに関わる内容の10以上の論文が発表されましたが、いずれもMMRと自閉症の関係を否定するものでした。MMRが自閉症の原因ではなかったのです。

２０１０年2月、『ザ・ランセット』誌はウェークフィールドたちの１９９８年の論文を撤回する決定をしました。さらに、２０１０年5月、英国の医学総会議（GMC）は、ウェークフィールドの英国における医師資格を剝奪（はくだつ）しました。

チメロサールと自閉症？

ワクチンには、細菌に汚染されないための防腐剤として「チメロサール」という成分が入れられています。すでに50年以上の使用実績があります。生ワクチン（MMRを含む）には入れられておらず、B型肝炎ワクチンのような不活化ワクチンに使用されています。

１９９9年、アメリカ小児科学会と公衆衛生サービスは、チメロサールをワクチンから除去するよう要求しました。これも大きな議論になりました。

チメロサールはエチル水銀です。確かに水銀中毒は脳のような中枢神経に障害を起こすことが知られていますが、これは量の問題があります。ごく少量の水銀でしたら何の問題もありません。ワクチンに含まれているチメロサール程度の量で水銀中毒になったり、また自閉症になるという生物学的な妥当性はないのです。

ちなみにキンメダイやクロマグロといった、我々が日常食べる魚介類にも(クロマグロは日常食べないか)、水銀は含まれていますが、少量食べる分にはまったく健康には問題ありません。「水俣病」という公害病で問題になった水銀はメチル水銀ですが、チメロサールはエチル水銀で別物です。エチル水銀の方が代謝されやすく、体に蓄積しにくいのです。

これについて、40万人以上の子どもを用いたデンマークの研究が発表されました。7年間の追跡調査で、チメロサールの入ったワクチンを接種された子どもと、チメロサールの入っていないワクチンを接種された子どもを比較したのですが、自閉症の発症率には変わりはなかったのでした。他にもいくつも論文が発表されましたが、一つとしてチメロサールが自閉症の原因だと指摘できるものはなかったのです。

自閉症の患者は増えています。これは自閉症という病気の理解や知識が深まり、より診断がされやすくなったためとも考えられています。

予防接種を打ったあとで自閉症を発症すると、ついつい「予防接種のせいで」自閉症になったと考えがちです。ＭＭＲにしても、チメロサールにしてもそうでした。これはよくある「前後関係」と「因果関係」の取り違えです。

前後関係と因果関係を区別するためには、比較するしかありません。予防接種を打っていない場合と比較すればよいのです。日本では無菌性髄膜炎という副作用の問題で、ＭＭＲが１９９３年から中止されましたが、その後も自閉症の患者は増え続けました。ＭＭＲが自閉症を増やしているわけではなかったのです。

僕たちがものごとを観察する能力が、いかに「バイアス」に支配されているかが分かります。前後関係と因果関係の取り違えを正すだけで、多くのバイアスは判明します。

これは多くの健康食品や健康グッズ、ダイエットグッズなどにも応用できますから、一度お試しくださいませ。大事なのは、比較です。

9章　「インフルエンザワクチン」は効かないのか？——前橋レポートを再読する

One for all, all for one ——個人の免疫、群れの免疫

先にも見たように、予防接種法公布（１９４８年）当時の、戦後間もない時期の医療の世界観は、ＧＨＱの意向もあって集団防衛的でした。そして、その文脈で用いられる予防接種は集団接種が中心であり、そこには強制性があり、罰則規定がありました。個人医療というよりはより公衆衛生的、社会防衛的でした。そういう文脈における「集団接種」は、「個人防衛」と真っ向から対立する、「対立概念」であったかもしれません。

しかし、現在の世の中で、当時の世界観「でなければならない」というのは乱暴な論理です。第二次世界大戦直後の世界観に、未だ僕らが乗っかっていると考える方が、無理がある

のではないでしょうか。

実際には「集団」を守ることは、「個人」を守るのと同義です。集団もまた個人から構成されているのですから。個人のいない集団なんてありえないじゃないですか。だから「集団」と「個人」を分断して対立構造にするという考え方自体、疑ってかからなければならないと僕は思います。

ラグビーの世界には美しい言葉がありますね。

「one for all, all for one ——一人はみんなのために、みんなは一人のために」

予防接種も同じです。ワクチンを自分に打つのは、自分が病気にならないためですが、みんながそのようにすると、ワクチンを打っていない人も病気にかかりにくくなります。

こういうのを「herd immunity」といいます。日本語では「集団免疫」といいますが、「herd」とは群れのことなので、「群れ免疫」といった方がしっくりくる感じがします（僕だけですか）。

あとでインフルエンザワクチンの「群れ免疫」を検討しますが、ワクチンというのは、「利己的であり、かつ利他的な」存在なのです（利己と利他とはうまく分断できない概念ですよね。意中の女性にプレゼントするのは利己か利他か？——と考えてみれば分かります）。

しかし、このような集団接種の「群れの免疫」を否定する研究結果が出され、日本では集団接種が行われなくなってしまいました。それが有名な「前橋スタディー」です。

「効果なし」の根拠となった前橋レポート

インフルエンザの予防接種というものがあります。これは学童に対する集団接種でして、実質上定期接種として扱われていました。

ところが、1980年代、これに異を唱える人が増えてきました。インフルエンザワクチン、言われるほど効いていないんじゃないか、という意見です。

1980年代に、いわゆる「前橋レポート」というものが発表されました。これをもって日本では、「インフルエンザワクチンは集団を守らない」という結論が下されました。その後、日本ではインフルエンザワクチンの学童への接種義務はなくなり、集団接種もなくなり、そしてワクチンの接種率は激減しました。

多くの方が、「あの」前橋レポートを根拠に、「インフルエンザワクチンは集団予防に役に立たない」と言います。前橋レポートというのが「錦（にしき）の御旗（みはた）」のような魔法の言葉になっています。

しかし、僕らはすでに確認しました。学術論文とは信じるものではなく、吟味するものであると。ここで僕らは、「前橋レポート」という名前だけでスルーせずに、実際に実物を読んでみることにしましょう。

前橋レポートは、「カンガエルーネット」のホームページから読むことができます。カンガエルーネットは、「予防接種に対する不安、薬に頼らない方法など、子供の病気を中心とした育児サイト」で、営利目的ではなくボランティアで運営されているサイトのようです。「こだわり育児」に共感する者どうしが、育児の経験や知恵などを共有・交換していくことが目的で、読者の投稿記事を中心に構成されています。管理人の言葉などを読みますと、子どもの病気に関しては、予防接種や薬をむやみに使わずに、取捨選択をして、本当に必要なものを見極めていこう、というスタンスのようです。

前橋レポートは以下のアドレスから読むことができます。

http://www.kangaeroo.net/D-maebashi.html

正式名称は「ワクチン非接種地域におけるインフルエンザ流行状況」といいます。

前橋市インフルエンザ研究班（研究班班長　由上修三）が、1987年1月にまとめた報告です。2004年にカンガエルーネットによる修正がなされていますが、制作当時と基本的には内容は変わっていないようです。

ＰＤＦファイルとしてダウンロードすると、１５９３ＫＢもある、１００ページ以上の大著です。なぜか著作権はカンガエルーネットが保有しており、無断転載が禁じられています。著作権が、研究者ではなくある特定の団体に帰せられるというのは、学術論文としては極めて異例の扱いです（理由はよく分かりません）。

現在の目で再検証してみる

本研究の背景には、１９７９年より前橋市でインフルエンザの集団予防接種を中止したということがあります。まえがきにも「医師達の判断は、時間をかけた研究と討論の末であったが、接種中止に踏み切るには、それなりの勇気を必要とした。そして、学童生徒にたいする責任も痛感した。そこで、われわれはインフルエンザ流行の実態を精細に調査することとし、本研究班を組織した」とあるので、この決定が動機づけとなって研究の端緒となったのだと思います。自分たちの行為が正しいかどうか学術的に検証しよう、というこの態度は非常にすばらしいことだと思います。

世界的にはインフルエンザワクチンの集団予防接種は当時下火になっていました。個人防衛という観点からのインフルエンザワクチンの使用はされていましたが、集団接種による公衆衛生的効果は証明されていなかったからです。

前橋レポートでも集団接種について、「(当時としては) それなりの説得力を持っていたし、その導入にあたっての当時の判断は正当性をもっていたと思われる。しかしながら、時の経過と共に、事情が変化し、それに伴って、過去の経験が通用し難くなるのも止むを得ないところである。そのような事情から、次の諸点について再検討の必要が生じたとわれわれは考える」「学童に接種することにより、社会をインフルエンザから守る事が出来るという証拠がないままに、これ迄のやり方を固守するのは無理がある」と書いています。

まったくその通りです。「当時の判断」は「時の経過と共に事情が変化し」ます。「証拠がないままに、これ迄のやり方を固守するのは無理が」あります。僕は正直、前橋レポートの文章を読んでいて我が意を得たりの思いがしました。

したがって、僕もその精神をそのまま汲み取り、現在に同じことをやってみようと思います。それは、前橋レポートを現在の目で再検証することに他なりません。

もう一つ、このレポートを読んで感動したことがあります。高齢者のワクチン接種を推奨している点です。

前橋レポートでは、リスクの低い（死亡率の低い）学童に予防接種を行い、リスクの高い高齢者などに接種しないのは問題である、と指摘しています。日本で高齢者に対するインフルエンザワクチン接種が推奨され、二類の定期接種に組み込まれたのは２００１年になってからのことです。前橋レポートの執筆者は、それよりも遥かに前に、高齢者に対するインフルエンザのワクチンによる予防価値に気がついていたのです。

なんとなく、前橋レポートというと、予防接種を否定する論文であるかのようなイメージを（僕自身は）持ちます。しかし、そうではないのですね。ワクチンの価値もちゃんと認めているのです。やはりイメージだけでものを語るのは危険ですね。

一方、前橋レポートでは、ワクチンがなくても抗菌薬があるのだから、二次性の肺炎は大丈夫、という指摘もしています。現在の抗菌薬の副作用や耐性菌の出現を考えると、抗菌薬だけに頼っていれば肺炎は大丈夫という考え方は、今から考えるとやや甘い見解であったといえるかもしれません。

雑ぱくな研究レポート

さて、研究は前向きコホート研究（多人数の集団を長期間にわたって追跡調査して、発生する疾病を確認する研究方法）で、群馬県前橋市における、予防接種を行った地域とそうでない地域の2万5000人以上の小中学校学童を対象とした欠席状況調査です。欠席状況をもってインフルエンザ流行状況の把握と代行したのでした。

調査用紙を用いて毎月集計しています。同時に学級閉鎖状況調査も行いました。このほか、調査期間中の血清中抗体検査の検討やワクチン副作用などを検討した資料なども開示しています。全部で101ページもある大著です。

よくできた論文だと思います。内容は精緻で、医療の世界に貢献したいという真摯な態度と誠実さ、そして魂のようなものを感じます。

さて、その結果はどのようなものだったでしょうか。

まず、全国インフルエンザ様疾患週別発生数曲線（インフルエンザワクチンの接種率不明）の曲線パターンと前橋市（接種していない）地域の「欠席率」のパターンの比較が報告されています。

次に、前橋市など「非接種区域」と群馬県の「接種区域」のサーベイランス情報による人口10万人あたりの届出数の比較があります。

これとは別に、1984年度、85年度のワクチン接種地域、非接種地域における学校欠席率をマーカーにしたインフルエンザの罹患率を比較しています。

これら3つの検討を行い、インフルエンザワクチン接種地域と非接種地域では両者にインフルエンザ発症について差を認めませんでした。これをもって前橋レポートは、「インフルエンザワクチンの集団接種がインフルエンザの集団発生を妨げない」と結論づけたのです。

非常に精緻な分析をした前橋レポートですが、その結論の妥当性には問題があります。この点を今から検討しようと思います。

すでに研究者自身が述懐していますが、全国の患者発生状況と前橋市地域の欠席率のパターンの比較とは、全国インフルエンザ様疾患週別発生数曲線「相対的流行規模」と前橋市の「欠席率」という二つの異なるデータの「グラフの形」を雑ぱくに比較したものです。「だいたい流行のパターンには違いがないなあ」ということは言えますが、「前橋市の方と全国には差がない」と結論づけることは不可能です。グラフによる視覚的な比較だけで、統計的な分析などをきちんと行ったわけではなく、「ザッと見、あまり違わなそうだなあ」という程度のことしか言えません。

また、インフルエンザ罹患率の定義が問題です。これは学校の欠席率を用いた定義です。具体的には、

1．37℃以上の発熱があって、連続2日以上欠席した者。
2．発熱は不明であるが、連続3日以上欠席した者。

を、インフルエンザ患者と定義していました。実際にはインフルエンザ以外の病気でもこのような症状で欠席する可能性は高いですし、逆にインフルエンザでも欠席しない学童もいたかもしれません。実際のインフルエンザ発生数を比較するにはちょっと弱いデータです。

また、「接種地域」と定義された群も、実際の接種率は50％未満で、「接種群」と定義されるにはちょっとなあ、という感じです。現在積極的に接種対象となっている喘息(ぜんそく)もちの子どもが「禁忌」になっているのも、大いに問題です。

もちろん、僕のこのような指摘は「今の目で見れば」という後付けのコメントに過ぎません。当時はまだ統計学的手法を駆使したＥＢＭ（Evidence-based Medicine）という言葉すら存在しませんでした。ＥＢＭが生まれたのは１９９０年代のことです。統計学的に検討し、妥当な臨床研究を行うことは、日本においても外国においても困難でした。インフルエンザの検査法、例えばウイルスの遺伝子を調べるＰＣＲ法なども普及していませんでした。

そのような困難な状況下で、忙しい診療の合間を縫って、このような大規模な研究を行った前橋の研究班の方々には本当に頭が下がります。したがって、僕は「前橋レポートを作った研究者たちはよくなかった」という、今の目から見た後付けの批判をするつもりはまったくありません。

続々発表されている「集団予防効果あり」の論文

しかしだからといって、前橋レポートの科学的言及について、その妥当性を割引してよい、ということにはなりません。「あのころは大変だったから、前橋レポートも正しい、ということにしておこうよ」というわけにはいかないのです。

科学的言及の妥当性については、すでに前橋レポートの作成者である研究者自身が、「時の経過と共に、事情が変化し、それに伴って、過去の経験が通用し難くなるのも止むを得ないところである」

と言っている以上、「現代科学の規準からすると、データをそのまま今の予防接種に援用するのは無理だけど、みんな一所懸命がんばったんだからよしとしよう」なんていうのはむしろ研究者に対して失礼というものでしょう。

そういうわけで、1980年代の研究である前橋レポートをもって、「インフルエンザワクチンの集団接種は集団に対する予防に役に立たない」という結論をつけてはいけないと僕は思います。

では、近年になって、インフルエンザワクチンの予防価値についての研究があるのかというと、実はこれがあるのです。僕はインフルエンザワクチンについて、なぜ前橋レポートだけが特別に取り沙汰されて、後に出てきた新しい研究が無視されているのか、とても不思議です。

例えば、アメリカのデイケア・センターの子どもにインフルエンザワクチンを打つと、その家族の発熱疾患がインフルエンザワクチンを打たなかった子どもの家族にくらべて少なかったという研究があります（Hurwitz et al. JAMA 2000）。これは、ワクチンを打たれなかった家族も、子どもがワクチンを打つことでインフルエンザが減るという研究で、統計学的な計算をしても有意な差がありました。つまり、まぐれで差が出たのではなかろう、ということです。

また、カナダの青少年と小児で、ワクチンを接種する群としない群に分けて、その効果を検証した研究があります。ワクチンを打たない群で、行動パターンが変わってしまうなどの

「バイアス」を避けるため、対照群にはA型肝炎ワクチンを打ち、「どちらのグループも何らかのワクチンを打たれているが、どのワクチンを打たれているかは分からない」ような操作をしました。インフルエンザの診断は、RT－PCRという遺伝子検査を行い、他の病気が混じってきたり、あるいはインフルエンザが見逃されてしまう誤謬（ごびゅう）を避けるようにしました。

　すると、インフルエンザワクチン接種を受けた地域で、「インフルエンザワクチンを受けなかった」人たちがかかったインフルエンザの数は（分かりにくいですか？）、A型肝炎ワクチンを接種された地域で「A型肝炎ワクチンを受けなかった」人たちがかかったインフルエンザの数よりも少なかったのです。これも統計学的計算をして、「まぐれで差が出たのではなさそうだ」という結果も出ました（Loeb et al. JAMA 2010）。

　このことは、「インフルエンザワクチンを打つ人がたくさん地域にいると、その地域のインフルエンザワクチンを打たなかった人もインフルエンザにかかりにくくなる」つまり、集団予防の効果があることを示しています。

　日本の小児にインフルエンザワクチンが接種されていた時は、「超過死亡」が少なかったのに、ワクチン接種を中止したら「超過死亡」が増えたという研究もあります（超過死亡とは、インフルエンザが流行したことによって、インフルエンザ・肺炎死亡がどの程度増加したかを示す、推定値である。この値は、直接および間接に、インフルエンザの流行によって生じた死亡であり、仮にインフルエンザワクチンの有効率が100％であるなら、ワクチン接種によって回避できたであろう死亡数を意味する。（国立感染症研究所HPより）。これも日本における「群れの免疫」を示唆する貴重な研究です（Reichert et al. NEJM 2001）。

ワクチンの「外れ年」でさえも、死亡率を下げる効果がある

ちなみに、みなさんは「インフルエンザワクチンが今年は当たった」とか「今年はあまり効かなかったな」なんていう話を聞いたことがありますか？

「俺は今年ワクチンを打ったけど、インフルエンザになっちゃったよ」なんて経験をお持ちの方もおいででしょう。

インフルエンザワクチンの「当たり年」「外れ年」がある、という個人的な経験をお持ちの方は多いようです。これはその年のインフルエンザの流行の状況にもよります。

しかし、1990年から2000年までの間、アメリカの高齢者を調べると、インフルエンザワクチンを接種された高齢者の方が、されない高齢者よりも、死亡率が低かったのです。

1年たりとも外れ年はありません。程度の差こそありますが、インフルエンザワクチンに「外れ年」はないのです（Nichol et al. NEJM 2007）。

このように、我々が印象で感じていることも、科学的に検証してみるといろいろと異なる結果になることはしばしばあるのです。

前橋レポートは、20年以上も前に行われた研究です。その論文作成の経緯や、制作者の熱意や真摯な思いを、僕たちは誠実に受け止めるべきだと思います。前橋レポートの歴史的価値は今後も減じることはないでしょう。

しかし、すべての科学論文がそうであるように、前橋レポートの感染症学的な意味は、新しい知見に置き換えられるべきものだと思います。

インフルエンザワクチンは集団に接種することで「群れの免疫」を獲得するのです。

10章　ワクチン嫌いにつける薬

脚気の論争――帰納法がうまくいく例が多い医療の世界

読者のみなさんは、森鷗外というと、あの明治の文豪の……とお考えでしょう。

医学の世界では、森鷗外といえば、高木兼寛（かねひろ）との「脚気（かっけ）の論争」で有名です。陸軍医師であった森鷗外は、脚気を感染症が原因だと「理論的に」推論し、海軍医師の高木は、栄養説、つまり栄養の欠如がその原因ではないか、という説をとりました。

そのため高木は、栄養補給のために、海軍兵士に白米ではなく、麦飯を食べさせることを勧めます。その結果、麦飯を食わせた海軍兵士からは脚気が激減しました。

しかし、感染症が脚気の原因であると信じていた森鷗外の説をとった陸軍は、日清戦争で

４０００人、日露戦争で２万８０００人の脚気による死者を出してしまったのです。

今では、脚気はビタミンB_1欠損による疾患であることが証明されていますが、当時ビタミンが発見されていなかった日本では、「理論的に」、脚気がビタミン不足で起きる理屈が説明できていませんでした。高木も森との「論争」では勝てなかったといいます。

しかし、実際にやってみて、脚気は減ったのです。

こうなるはずだから、という理屈が先に立つ議論の仕方を「演繹法」といいます。これに対して、事実を観察して、「こういう事実があるのだから、それに合致する理論はこうなんじゃないか」と考えるやり方を「帰納法」といいます。

まあこれは絶対的なものではありませんが、「一般的に」医学の世界では、演繹法よりも帰納法のほうがうまくいく可能性が高いと経験的に僕は思います。すなわち、現象や事実があって、その後でその現象や事実を説明する理論が構築されていくのです。

しかし、日本の医学・医療は、伝統的に演繹法に基づく考え方が支配的でした。「こうなるはずだから」という理論が先に立って、それを実際に試してみもせずに、患者さんの治療に応用する、などということが横行していたのです。

これは、歴史的に日本がドイツから医学を輸入したため、ドイツ流の観念論が学問で支配的だったからではないか、そして基礎医学を重視して臨床医学（実際に患者さんを診る医学）を軽視してきたからではないか、と洛和会音羽病院の松村理司先生は指摘しています。

血液中のIgGか鼻腔粘膜上のIgAか――理論は後からついてくる

さて、なぜここで森鷗外の例を出したかというと、次のような話があるからです。

「インフルエンザワクチンは血中のIgGを上昇させる。しかしインフルエンザワクチン防御に重要なのは鼻腔粘膜上のIgAだ。注射のワクチンはこれを上昇させないので、インフルエンザワクチンは効かないのだ」

IgGとかIgAというのは免疫グロブリンの一種で、人間の免疫機構の一つです。要するに、インフルエンザワクチンは血液の免疫力は上げるけれど、インフルエンザウイルスのとりつく鼻腔の免疫は上げないのだから、効くはずがない、という議論です。

なるほど、「理屈の上では」その通りかもしれません。では、実際にやってみたらどうでしょう。

実は、前章でも述べましたが、インフルエンザワクチンがインフルエンザを減らすというデータはたくさんあります。例えば、アメリカで行われた研究では、健康な成人に2007

年の秋に接種したインフルエンザワクチンを、プラセボ（ワクチンでないもの）を接種した場合と比べました。冬になって調べたところ、ワクチンを打った人の方がずっとインフルエンザにかかりにくかったのです。ワクチンはインフルエンザを減らすことを示唆します。

この実験ではさらに、鼻腔粘膜の免疫を上げた生ワクチンとの比較もしています。アメリカではすでに、鼻腔粘膜の免疫を向上させるワクチンが実用化されています。これは鼻腔に吹きかける生ワクチンで、直接鼻腔粘膜の免疫を上げる効果があります。

理屈の上では、鼻腔粘膜の免疫力を上げるのですから、このワクチンの方が効果があるはずです。

アメリカ人はドイツ人のように観念的ではなく、「結局どうなんだ」という実際的なマインドの持ち主が多いです。実際に実験を行い、以前からの注射のインフルエンザワクチン、新しい鼻に吹きかける生ワクチン、そして何もしないグループに分けて、インフルエンザにかかる数をカウントしてみました。

そうしたら、驚くことに、注射のワクチンの方がむしろ鼻からの生ワクチンよりも効果が高いことが分かったのです。何もしない群がやはり一番インフルエンザにかかりやすかったのでした。効きが悪い鼻からの生ワクチンも、何もしない群よりはインフルエンザにかかる危険は低かったのです（Monto et al. NEJM 2009）。

この実験は二つのことを教えてくれています。まず、注射のインフルエンザワクチン接種者ではプラセボ群よりインフルエンザの発症者が少ないこと、そして二つ目は、鼻から吹きかけて直接粘膜の免疫を向上させる生ワクチンよりも、注射のワクチンの方が効果が高いことです。つまり、

「インフルエンザワクチンは血中のIgGを上昇させる。しかしインフルエンザワクチン防御に重要なのは鼻腔粘膜上のIgAだ。注射のワクチンはこれを上昇させないので、インフルエンザワクチンは効かないのだ」

という「理屈」は、正しくなかったのです。

注意したいのは、この論文をいくら読んでも、「なぜ」注射のインフルエンザワクチンが効いたのか、そして効くはずだった生ワクチンの方が効果が低かったのかは分からないということです。その説明は追々研究が進んでくれば分かることでしょう。

帰納法的にアプローチすると、まずは「注射のインフルエンザワクチンは効く」という事実があります。この事実を説明する理論は、後からついてくるのです。

ワクチン嫌いとホメオパシー

いとしき人よ、ひとがどんなことを論議するにしても、そこからよき成果をあげようとするなら、はじめにしておかねばならないことが一つある。それは、論議にとりあげている当の事柄の本質が何であるかを、知っておかなければいけないということだ。それをしないと、完全に失敗することになるのは必定(ひつじょう)である。ところが、大多数の人々は、それぞれの場合に問題にしている事柄の本質を、自分たちが知っていないという事実に、全然気がつかないでいる。それゆえ彼らは、考察をはじめるときに、それを知っているものと決め込んで、お互いにちゃんと同意を得ておかないものだから、さて先へ進んでから、その当然のむくいを受けることになる。すなわち、彼らは、自分自身とも、またお互いに相手の者とも、言うことが一致しないのである。

（プラトン『パイドロス』藤沢令夫訳　岩波文庫　１９６７年）

「ホメオパシー」という言葉を聞いたことがありますか？

自己治癒力を高めることを主眼とした治療法の理念で、長い歴史があり、世界各国で応用されています。ウィキペディアはホメオパシーに対して、割と厳しい見方をしていますね。

ホメオパシーは、「健康な人間に与えたら似た症状をひき起こすであろう物質をある症状を持つ患者に極く僅か与えることにより、体の抵抗力を引き出し症状を軽減する」という理論およびそれに基づく行為である。ホメオパシーは、200年以上前にドイツ人医師が提案した思想をもとにした理論である。今日でも欧州を中心とした複数の国にホメオパシーは浸透しているが、少なくとも科学的な効果は全くないといえる。学術誌を含むいくつかの文献によって、科学的根拠及び有効性を示す試験結果が欠落していることが指摘されている。特に、2005年ランセット誌に掲載された論文（これまでのホメオパシーに関する臨床試験を綿密に検討し、メタアナリシスを行った上、プラセボ以上の効果はないと結論づけた）はホメオパシーの有効性研究に対する集大成であり、最終結論と評価されている。また、サイモン・シンらが行った根拠に基づいた医療（EBM）手法を用いた調査において、ホメオパシーはプラセボ以上の効果を持たないとして、その代替医療性は完全に否定されている。近年日本国内でも、与えるべきビタミンKシロップを与えず、いわゆる「レメディー」を用いて新生児を死に至らしめたとして助産師が訴訟を起こされた（「山口新生児ビタミンK欠乏性出血症死亡事故」参照）ように、現代医学や科学的な思考の否定をその構造にもつホメオパシーの危険性を指摘する声は高まっている。

未だ欧州、インド、中南米各国など民間医療として普及している国は多いが、自然科学の研究者の間ではホメオパシーが疑似科学であることは間違いないとされており、日本においては日本学術会議が２０１０年８月24日、ホメオパシーは荒唐無稽と公式発表し、その効果について全面否定し、医療従事者が治療法に用いないよう求める会長談話を発表した。

（ウィキペディア「ホメオパシー」より　閲覧日：２０１０年11月15日）

ホメオパシーは英国の医学者には真っ向から否定されていて、英国下院科学技術委員会は２０１０年２月、ホメオパシーを国営医療制度（ＮＨＳ：National Health Service ）の保険適応から外すよう提言しています。

日本でも、２０１０年７月９日の読売新聞の報道によれば、ホメオパシーを信じる助産師が新生児に投与するビタミンKの代わりに別の物質を投与して、出血死した事件が報道されました。日本学術会議、日本医師会、日本助産師会も、ホメオパシーに否定的な見解をとっています。

さて、僕はここでは、ホメオパシーそのものの是非についてコメントするつもりはありません。ある療法が効くと信じる人がおり、そこに背景となる理論構造がある以上、それそのものを難じてもあまり意味がないからです。

ただし、ホメオパシーとワクチンについては話が別です。なぜか、ホメオパシーを信じる方には、ワクチンが嫌いな方（ワクチン嫌い）が多いのです。

ホメオパシーという代替医療を推奨する方がいても、またそれを実践されている患者さんや医療者がいても、それは僕的にはかまわないのですが、ワクチンについてでたらめなことを言われるのは困ります。

間違いだらけの主張や陰謀論

では、彼らのワクチンに対する見解はどのようなものなのでしょうか。その点を検証してみたいと思います。

由井寅子『それでもあなたは新型インフルエンザワクチンを打ちますか？』（ホメオパシ

ー出版、２００９年）によると、

年にいっぺんはかぜにかかりましょうよ。インフルエンザにかかりましょうよ。たいしたことはないのです。（11ページ）

物質的にみると、それはインフルエンザウイルスとして観察されるわけですけれど、病原体というのは、もともとは私たち自身のもつ汚れた意識が、私たちの鏡となるべく生命化したものではないかと考えています。（13〜14ページ）

という見解をお持ちです。

かぜというのはある種の浄化であるということです。私たちはかぜをひくことで、体毒を外に出していけるのですよ。だからそのかぜの症状を誘発してくれるインフルエンザ（流行性感冒）は、ありがたいということです。みなさんも、新型インフルエンザにかかって十分体毒を外に出しましょう。やっぱり流行には乗り遅れないようにしないと、

なんたって新型ですからね。（14ページ）

うーん、なんかこういう文章を読むと確かに力が抜けてきます。もう少しがんばって読み続けてみます。

もし予防接種に予防効果があったとすれば、それは予防接種によって重い病気になってしまい、症状も出せない、つまり病気を押し出せない弱い体になったということで、慢性化常態になったということを意味します。（中略）抗体を生産させ、その抗体をずっと血液中に高い値にとどめておくということは、異物（インフルエンザウイルス）が排泄されず、血液中にあり続けるということで……（23ページ）

これは間違いです。

そもそもインフルエンザウイルスは、基本的に血液中にはいません。人の場合、喉とか肺とかの呼吸器というところに限定して感染しているからです。また、抗体産生するからウイルスがずっと残っているということもありません。抗体によりウイルスは免疫細胞によって排除されるからです。

次に、

インフルエンザ脳症という言葉は、誰かがインフルエンザのワクチンを接種させるために意図的につくりだしたのではないかと疑いたくなります。（48ページ）

人々の恐怖をあおり、ワクチン接種に向かわせる一環として「インフルエンザ脳症」という病名もねつ造され、（49ページ）

残念ながら、この手の「陰謀論」や「ねつ造論」は世界のどこに行っても見られます。人々の恐怖をあおり、病気をねつ造してワクチン接種に向かわせようという話です。あいにく僕ら医者のほとんどは、ワクチンを接種したいがために病名を作るほど陰謀的ではありません。それに、インフルエンザワクチンが脳症を予防するというデータは、今のところ確たるものはないので、「脳症を予防することができますよ」とは僕らは主張していないのです。

インフルエンザワクチンは予防効果がありません。だからインフルエンザの予防接種をすればするほど、そのぶん免疫が低下するので、よりいっそうインフルエンザにかかりやすくなるというわけです。（中略）私も多くのクライアントさんから、インフルエンザの予防接種をしたらインフルエンザにかかったと聞きました。（中略）だから、一度きちんと統計をとってみたらいいと思うのですよ。インフルエンザの予防接種をした人の方が、インフルエンザやかぜにかかる確率がかなり高くなるはずです。（65ページ）

僕がびっくりしたのは、著者が「統計をとってみたらいいと思う」と言っている。つまり、統計的にインフルエンザワクチンでインフルエンザが増えるというデータを見ているわけではないということです。見ていないのに、「よりいっそうインフルエンザにかかりやすくなる」と断じている。

「ワクチンが無効」という主張だけは反証しておきたい

すでに紹介したように、インフルエンザワクチンはインフルエンザを予防する効果があります。また、インフルエンザの予防接種により、周囲の人もインフルエンザにかかりにくくなる、つまり「群れの免疫」ができることもすでに示しました。

このような基本的な「統計」を読みもしないで、想像だけでワクチンを否定してかかる、というのは非常に危険な態度だと僕は思います。

さらに、由井氏は、予防接種を受けると人間が「動物化」すると主張します。それはジェンナーが牛から得た牛痘を使って予防接種した故事を援用し、

もともとウシの病的生命の一部を埋め込まされたわけですから、人がウシ化するのも当然ではないかと思うのです。（92ページ）

さらにはその根拠として、

予防接種の重度の被害者の映像を見ていたとき、私には彼らがウシに見えたり、サルに見えたり、ニワトリに見えたのです。本当に。（93ページ）

予防接種の被害者もバカにされたものですね。ホメオパシーの実践者すべてがこのような心ないコメントをされるのか否か、僕は寡聞にして知りませんが、日本のホメオパシー業界での重鎮がこのようなコメントを本にされているのは大いに問題だと思います。

繰り返しますが、ホメオパシーそのものの価値や効能については、僕は完全にノーコメントです。ホメオパシーに頼る患者さんも否定しません。

なにしろ、世の中には本当にたくさんの人がいろいろな病気で苦しんでいます。多くの病気は原因が分かりません。現代医療ではなかなか治りません。自分や家族がそのような不遇な状況にあって、それを「予防接種のせいである」と思ったり、「ホメオパシーで治療したい」という感情がわき上がってきたとしても、それはかなり自然なこと、納得のいくことだとは思います。

しかし、ワクチンが無効である、という彼らの主張は事実無根で、反証はたくさん存在します。この点だけは臨床屋としてきっちり反論しておこうと思います。

自然でないワクチンは体によくない？

世の中には、自然なものはよいもので、人工的なものはよくないものである、という素朴な信念をお持ちの方がいます。例えば、天然の調味料はよくて、人工調味料はよくない。無農薬野菜はよくて、農薬を使うのはよくない。病気にかかるのはよくて、ワクチンはよくない……。

このような素朴な信念は、ではどのような根拠からきているかというと、それは意外に大したものではなくて、どちらかというと感傷的な、感覚的な根拠からきていることが多いのです。

今時は発酵よりも化学を食べる事が多いんだから　語る時だけ食品添加物をあしざまに言うのはどうかと思うね。食品添加物は我々の生活にスピードを与え手間を省く。前にも言ったが選択する事が大事なんだヨ。どちらか一方を礼賛するなんて宗教でもあるまいし。

だからこそ消費者は知る事が大事なんだよ。無知なままでは踊らされてつかまされても気付かないままだ。少なくとも君ら農大生は農薬は悪でない事を知っているね。農薬は使う人間の方に問題がある事がほとんどだ。

（石川雅之『もやしもん9巻』講談社）

僕はまんが『もやしもん』の大ファンですが、いいこと言うなあ。

ワクチンというのは自然物である病原体を加工して（多くの場合）注射し、僕たち自らの免疫能力を引き上げるという物質です。ワクチンの大元は自然物ですし、引き上げられた免疫力も僕ら自身の免疫力で、別に人工的なものではありません。

どこまで加工したら、自然物が人工物と呼ばれるようになるのかなんて、あくまでも恣意的な規定に過ぎないのです。

例えば、肉に火を通したらこれは人工物でしょうか。野菜に塩をかけたらこれは人工物でしょうか。どこからが自然でどこからが人工か。この「自然物か人工物か」という議論はナイーブな、意味の小さな議論です。

また、仮に自然か人工かの分別が可能だったとしても、何の吟味もなしに「人工物だから悪いもの」と談じるのもまたナイーブな議論です。

自然なものが良いとはかぎらず、自然でないから悪いともいえない。自然界には、ヒ素、コブラの毒、放射性元素、地震、エボラ・ウイルスなどが存在しているが、ワクチン、眼鏡、人工股関節などはすべて人間が作ったものだ。
（サイモン・シン、エツァート・エルンスト『代替医療のトリック』
青木薫訳　新潮社　２０１０年）

歯肉が腐ってあちこちの皮膚が青くなったり赤くなったりし、ついには死んでしまうという恐ろしい病気が、古くから流行してきました。これを壊血病（かいけつびょう）といいます。長い航海に出る船乗りに多い病気で、十字軍の遠征時や大航海時代にも患者が多数発生し、恐れられました。

18世紀のイギリス海軍医師、ジェイムズ・リンドは臨床試験を行い、「リンゴやオレンジを食べると壊血病は治る」ことを証明しました。

今では僕たちは、この病気がビタミンC欠損が原因で起こることを知っています。リンゴやオレンジで病気が治る、なんていうといかにも自然療法的ですが、逆にビタミンCの錠剤を飲んでもこの病気は治ります。要するに病気の原因に照らし合わせてちゃんと治してあげればよいのであって、自然物か人工物かは本質的な問題ではないのです。

脚気の話はすでにしました。ビタミンB_1の欠損が原因で、これも船乗りを悩ませる病気です。脚が腫れたり心臓が悪くなって、たくさんの船乗りが死亡します。

先にも述べましたが、19世紀の日本帝国海軍医師の高木兼寛は、白米の食事を麦飯に換えればこの病気は治ると考えました。食事療法ですね。これで海軍では脚気が激減しました。陸軍では森鷗外が「栄養説」に反対を唱えていたので、日露戦争だけで2万人以上の脚気による死者を出したことは、すでに述べたとおりです。

「麦飯療法」などというといかにも自然な感じですが、普通の（人工的な）ビタミン剤でももちろん脚気は治療可能です。

要するに、ここでも、自然か自然でないかは本質的な問題ではないのです。要は、治ればよいのです。

パピローマウイルスワクチンで不妊になる？――陰謀論は常に流れる

このほか、ワクチンに関してはいろいろな説が流布しています。

ワクチンには牛のゼラチン物質が使われていることがあります。このため、変異型クロイツフェルト・ヤコブ病（ｖＣＪＤ）とワクチンの関連が懸念されました。

しかし、牛の中でもプリオンが存在するのは、脊髄など限定された部分に限られ、ワクチン内のゼラチンにプリオンが混入している可能性は限りなく低いことが分かりました。

ポリオの生ワクチンがエイズの原因ではないか、という説が出たこともあります。これは、「ポリオワクチンはサルの腎臓細胞で作られる。サルの腎臓細胞はサル免疫不全ウイルス（SIV）をもっていた。SIVはHIV（エイズの原因ウイルス）に似ている」……まあ、こういうロジックです。

しかし実際には、ワクチンを製造するサルの腎臓細胞にはSIVは混入されておらず、またSIV感染のあるサルとワクチン製造に用いたサルは種類が異なっており、さらにはSIVとHIVも遺伝学的には特に似ていません。

ポリオワクチンの遺伝子検査でも、SIVもHIVも見つけることができませんでした。様々な点からこの説は誤りであると考えられています。でも、これも書物や雑誌で大々的に喧伝されました。

ワクチンががんの原因である、という説もあります。ワクチンが免疫力を弱める、という説もあります。いずれも証明されていない「仮説」に過ぎません。

ただし、麻疹ワクチンで一時的に免疫力が下がることはよく知られています。これは本物の麻疹にかかった時にも起きる現象です。一過性のものなので、長い目で見ると麻疹から身を守ることができる防御効果を得た方が、得することが多いのです。

子宮頸がんの原因であるヒトパピローマウイルス（HPV）ワクチン。最近日本でも承認されたばかりのワクチンですが、このワクチンを打つと不妊になる、と主張する人がいます。そしてこれは日本人を根絶やしにしようとするアメリカ人の陰謀である、という説すらあります。「HPVワクチン」「不妊」とかでググるとたくさんの陰謀説が見つかります。

HPVワクチンを接種してもきちんと妊娠しますし、また早産のリスクも特に増さないという研究も発表されています（Wacholder S et al. BMJ 2010）。この研究では、1万3000人以上の少女がHPVワクチンを接種されたのですが、そのうち2000人以上が妊娠しています。ワクチンを打つと不妊になるなんて真っ赤なデマなのです。

きちんとデータを見ず、憶測や思いつきでものを言うことは絶対に避けなければいけません。そして、僕たちプロは、「デマ」「思いつき」を無視することなく、一つ一つしらみつぶしに否定していかなければならないのです。本当にすごい暴論も多いので、まさに「シラミ」をつぶすような作業ですが。

あとがき

ある種の人たちはどうして、あんなにワクチンを憎悪するのでしょうか。そのことを考えてきました。

ワクチンを否定したい、という気持ちそのものを、僕は否定するつもりはありません。誰にだって好き嫌いはあります。僕にもあります。

例えば、これは口が裂けても言えませんが、僕はある種の特定のグループの人たちを感情的に憎悪しています。それが誰かは僕の著書やブログを読んでも絶対に分かりません。なぜなら、僕はそれが理性に伴う否定的見解ではなく、単なる感情的な憎悪であることを深く認識しているからで、その強い認識のために、意図的に、意識的にそのことについての言及を「執拗（しつよう）」に避けているからです。

多分誰にだって、多かれ少なかれこのような「好き嫌い」はあると思います。そのことは仕方のないことだと思います。

　ただ、大人であれば、「好き嫌い」の問題は顕在化させてはいけません。絶対に慎み深く隠蔽し、なかったかのように振る舞わなければいけません。「ぼくにんじん、きらーい」とか「私、けんじくんなんて大嫌い」といったステートメントは、子どもにだけ許された特権なのです。大人は「好き嫌い」を口に出すことは許されないのです。

　そのような抑圧が、ゆがんだ形で表出されることがあります。「私、けんじくんなんて大嫌い」なんて子どもっぽい振る舞いを大の大人がやってはいけないから、「けんじくんの見解はいかがなものか?」と話法を変えてみるのです。「好悪の問題」を「正邪の問題」にすり替えるのです。前者は個人的な主観ですが、後者は客観的な事実関係を扱っている(ように見える)。

　この「好悪と正邪のすり替え」は、よく観察していると多くの大人が日常的にやっています。僕らはよくよく注意して、自分のステートメントが自分の好き嫌いから生じているのか、それとも事実から浮き出てきた結論なのか、考えてみなければなりません。多くの場合は、前者なのです。

　「ワクチン嫌い」の言説は、好き嫌いから生じていると僕は思います。最初は好き嫌いから始まり、そして「後付けで」そのことに都合の良いデータをくっつけ、科学的言説であるかのように粉飾します。都合の悪いデータは罵倒するか、黙殺します。

繰り返しますが、「ワクチンが嫌い」と考えている人を僕は非難しません。特にワクチンの副作用で苦しんだ方や、あるいは自分の大切な子どもが被害にあった場合、ワクチンを嫌悪し、憎悪するのはむしろ当然の感情だと思います。先に申し上げたように、僕も好悪の感情があり、ある特定の事物を感情的に、理不尽に嫌っています。このことは抑えがたい感情であり、なかなか簡単に他人に否定できるものではありません。

したがって本書で申し上げたかったことは、「ワクチンを嫌いにならないでください」ではありません。

ワクチンを嫌う人は、それはある程度仕方のないことだと思います。外国にもたくさんワクチンを嫌いな人がいます。本書でもその一端は紹介しました。

同様に多くの方は医者が嫌いで、薬が嫌いで、検査が嫌いで、西洋医学が嫌いで、西洋科学が嫌いで、あるいは西洋そのものが嫌いです。

それは、それで仕方がないかもしれない。

けれども、それがワクチンに対する「嫌悪」であり、「正邪」の問題を扱っていないことには要注意です。そして、正邪の問題としてワクチンを語ってはいけませんよ、というのが本書で申し上げたかったことなのです。

したがって、本書の多くは、

「AはBですよ」

という「ワクチン嫌い」の言説について、

「AがBでなかったこともありますよ」

という情報公開をしたり、

「AがCになることもありますよ」

という別の側面を紹介したり、

「AはたしかにBですが、Dでもありますよ」

という、複雑な側面も紹介してきました。

ある一面だけを見て、別の側面を無視してはダメだ、という話もしました。ジフテリアのワクチンは、何十人もの命を奪うという悲惨な事件の原因になりました。一方で、このワクチンのおかげで、それより遥かに多くの命が救われてきたのもまた事実です。物事は両面正当に語らなければならないのです。

僕は幼いころ、弟を交通事故で亡くしています。このことに対する、たくさんの複雑な感情を持っています。交通事故に関しても少なからぬ感情を持っています。

しかし、「自動車なんて作ってはダメだ」とか、「車なんて運転すべきではない」とは言いません。自動車による利便性を確保しつつ、なおかつ自動車事故による死亡者をいかに減らすか、そのことに思いを馳せ、尽力し、工夫することが大事だと思うのです。

予防接種の被害を軽視してはいけません。そのことに対して鈍感であってもいけないと思います。他のすべての医療行為と同様に、です。

しかし、予防接種の被害そのものは、「予防接種なんて止めてしまえ」という結論に導かれてはいけません。このような論理を許容してしまえば、「薬なんて飲むのを止めてしまえ」「手術なんて全廃してしまえ」と同じロジックで医療行為はすべて否定されてしまいます。

こういうのを思考停止状態というのです。

よく、「症状がない段階での予防接種と、医療は違う」とおっしゃる方もいますが、未来における健康被害を防いでいるという意味では、心筋梗塞を予防するためのアスピリンやコレステロールの薬と、予防接種の間には、何ら論理的、構造的相違はありません。

「高血圧」とは、僕らが恣意的に名付けた病名ではありますが、その実ほとんどの高血圧「患者」には自覚症状などないのです。医者が血圧を測るから、初めてそこに高血圧という現象が認識されるのです。そしてそれを「病気」と命名し、僕らがそれに同意した（コンセンサスを得た）から、そこに高血圧患者という病人が生じるのです。

血圧を下げる薬は、一意的に「血圧を下げること」そのものを目的とはしていません。血圧が下がり、その先にある将来の脳卒中や心筋梗塞という悲惨を回避するために血圧の薬は存在します。

予防接種も同様です。やはり未来における髄膜炎とか、未来における日本脳炎とか、未来における子宮頸がんといった悲惨を回避するために、予防接種はあります。本質的に、血圧の薬と予防接種には何ら構造的な違いはありません。

血圧の薬で副作用が生じた時、僕らは、「血圧の薬を飲むのは止めよう」と全否定をしてしまってはいけません。これは思考停止であり、やけのやんぱちであり、幼い行動です。なぜ、そこに薬の被害が生じたのか、どのようにしてそれを回避すべきか、真摯に考え、思いを馳せ、尽力し、工夫するだけなのです。それが大人の態度です。

しかし、僕らはこのような幼児的な思考停止状態にしばしば陥ります。そのため、多くの麻疹患者はほったらかされ、日本脳炎の患者はなかったことにされ、髄膜炎の患者は「仕方のないこと」とされてきました。

僕の患者さんのなかには、血圧が高くても、「いやあ、薬なんて飲むのはいやだよ」と服薬を拒絶される方がおいでです。僕はそのことを否定しません。個々の好悪の問題に、僕のような一介のヤクザな医者が偉そうに介入する権利はないと僕は思っています。

それが好悪の問題である限りは、それは仕方のないことです。ルサンチマンを抱え続ける状態は健全ではないとは思いますが。

本書では、ワクチンの問題の「好悪」の部分と「正邪」の部分を切り離すことに、エネルギーを費やしました。ある程度は成功したと思います。

僕はみなさんに、「さあ、みなさんもワクチン打ちましょうね」とプロパガンダをぶち上げているわけではありません。

手持ちのカードは開陳されました。あとは、読者の皆さんが、自分の頭で考え、自分の意思で決断するだけです。

本書の執筆に当たっては多くの方の力を必要としました。聖路加看護大学の堀成美さんと、沖縄県立中部病院の高山義浩先生には、いろいろアドバイスをいただきました。この場を借りて感謝申し上げます。本書を書く機会を与えていただいた光文社の草薙麻友子さんに心からお礼申し上げます。他にもお礼を申し上げねばならない方々はたくさんいますが、その方々の名前は胸の内でつぶやくことにします。

	健康被害の法的救済制度創設。政令により定期予防接種を種痘、ジフテリア、百日咳、ポリオの4疾患と定める。一般臨時接種の法的明確化（この規定を用い、インフルエンザや日本脳炎等を接種）。
1977年	定期予防接種に風疹を追加。
1978年	定期予防接種に麻疹を追加。
	予防接種法改正。麻疹の予防接種義務化。
1979年	東大・日大共同でB型肝炎ワクチン開発。
1980年	フランス、日本で組織培養型不活化狂犬病ワクチン開発。
	WHO（世界保健機関）天然痘根絶宣言。定期予防接種対象から削除。
1981年	厚生省が感染症サーベイランス事業を実施。
1983年	アメリカメルク社および松原謙一らによりDNA組換えB型肝炎ワクチン開発。
1984年	ワクチン禍が社会問題化。
1988年	厚生省がMMR（風疹、麻疹、おたふく風邪）ワクチン接種導入を決定。
1994年	予防接種法改正。国民の義務を「努力義務」へ。個別接種化。健康被害救済制度の充実。情報提供。臨時の予防接種の限定化など。
1999年	感染症の予防及び感染症の患者に対する医療に関する法律（感染症新法）公布。
	厚生省が結核緊急事態宣言。
	公衆衛生審議会感染症部会予防接種問題検討小委員会報告。
2000年	公衆衛生審議会が「予防接種制度の見直しについて（意見）」を厚生大臣に提出。
2001年	予防接種法改正。対象にインフルエンザを追加。二類の定期予防接種には努力義務を課さないなど。
2006年	国内で2例の狂犬病患者（輸入感染症）。
2009年	パンデミック・インフルエンザ（H1N1）。

	日本脳炎大流行（患者4,757名、死者2,620名。1953年まで流行）。
1951年	結核予防法公布、BCG 強制接種に。医師に届け出義務。X線間接撮影による検診。
	赤痢大流行（患者9万3,039名、死者1万4,836名）。
1953年	ソークにより不活化ポリオワクチン開発。
1954年	北岡正見、安東清ら、人体用日本脳炎ワクチン開発。
1955年	アメリカカッター社製不活化ポリオワクチンで、不活化不十分のために患者94名発生。
1956年	日本における人および犬の狂犬病終焉。
1957年	インフルエンザ大流行（アジア風邪）。
	セービンによりポリオ生ワクチン開発。
1959年	青森県八戸市に小児麻痺（ポリオ）集団発生。ソ連製ワクチン緊急輸入。
	小児麻痺（ポリオ）、指定伝染病に指定。
1960年	エンデルスら、奥野良臣ら、スモルディンセフらにより麻疹生ワクチン開発。
	小児麻痺（ポリオ）生ワクチン集団投与開始。
1961年	小児麻痺（ポリオ）患者全国1,000名突破。生ワクチン緊急輸入。
	ジフテリア流行。
	予防接種法改正。対象にポリオを追加。
1968年	百日咳、ジフテリア、破傷風三種混合ワクチン採用。
1970年	予防接種事故審査会発足。
	予防接種法改正。対象から腸チフス、パラチフス削除。
	予防接種事故に対する措置開始。
1970年代	血漿型 B 型肝炎ワクチン開発。
1974年	高橋理明らにより水痘生ワクチン開発。
1975年	厚生省、三種混合ワクチン接種中止。
1976年	風疹流行、患者105万名。
	最高裁、予防接種で死亡した事件で医師の過失を認定。各地医師会が予防接種を見合わせ。

【予防接種関連の略年表】

1796年	ジェンナー、天然痘予防のための牛痘種痘法を発表。
1849年	ジャカルタから長崎のオランダ医・モーニケに痘苗到着。日本の本格的な種痘始まる。
1876年	「天然痘予防規則」（種痘法の前身）により、天然痘ワクチンの強制接種開始。
1881年	パスツール、炭疽菌ワクチン開発。
1885年	パスツール、狂犬病ワクチン開発。
1890年	北里柴三郎とベーリング、抗毒素（今の抗体）発見。
1897年	伝染病予防法公布8種：コレラ、赤痢、腸チフス、種痘、発疹チフス、猩紅熱、ジフテリア、ペスト。
	志賀潔、赤痢菌を発見。
1909年	種痘法公布。
1914年	東京でペスト流行。
	発疹チフス流行。伝染病医療従事者の殉職多発。
1918年	インフルエンザ大流行（スペイン風邪）。
1919年	結核予防法、トラホーム予防法公布。
	学校伝染病予防規則が公布。
1920年	結核菌のワクチン、BCGを新生児に初投与。
	グレニーら、ジフテリア毒素のトキソイド開発。
1924年	嗜眠性脳炎（日本脳炎）、全国に蔓延（9月22日までに死者3,310名）。
1930年	ラモンら、破傷風トキソイド開発。
	ドイツのリューベック市でBCGに有毒人型結核菌混入、乳児72名死亡。
1942年	結核予防BCG接種、一般化。
1943年	結核死亡率最高に（人口10万人あたり235.3）。
	フランシス、インフルエンザワクチン開発。
1948年	京都で無毒化不十分のジフテリア明礬トキソイド注射で68名死亡。
	予防接種法公布。

Myers KP, Olsen CW, and Gray GC. Cases of Swine Influenza in Humans: A Review of the Literature. Clin Infect Dis. 2007 April 15; 44 (8): 1084–1088.

CDC's 60th Anniversary: Director's perspective—David J. Sencer, M.D., M.P.H., 1966–1977

国立感染症研究所 感染症情報センター　予防接種の話　ポリオとは
http://idsc.nih.go.jp/disease/polio/yobou.html
（最終閲覧日　2010 年 7 月 9 日）

Hviid et al. Association Between Thimerosal-Containing Vaccine and Autism. JAMA. 2003; 290: 1763–1766

Honda H et al. No effect of MMR withdrawal on the incidence of autism: a total population study. Journal of Child Psychology and Psychiatry 2005; 46: 572–579

Gerber JS and Offit PA. Vaccines and Autism: A Tale of Shifting Hypotheses. Clinical Infectious Diseases 2009; 48: 456–61

Hurwitz ES; Haber M; Chang A et al. Effectiveness of influenza vaccination of day care children in reducing influenza-related morbidity among household contacts. JAMA 2000 Oct 4; 284 (13): 1677–82.

Loeb M, Russell ML, Moss L; et al. Effect of influenza vaccination of children on infection rates in Hutterite communities: a randomized trial. JAMA. 2010; 303 (10): 943–950.

Reichert TA, Sugaya N, Fedson DS et al. The Japanese Experience with Vaccinating Schoolchildren against Influenza. N Engl J Med. 2001; 344: 889–896

Nichol KL, Nordin JD, Nelson DB et al. Effectiveness of Influenza Vaccine in the Community-Dwelling Elderly. N Engl J Med. 2007; 357: 1373–81

Monto AS, Ohmit SE, Petrie JG et al. Comparative Efficacy of Inactivated and Live Attenuated Influenza Vaccines. N Engl J Med. 2009; 361: 1260–1267

Wacholder S et al. Risk of miscarriage with bivalent vaccine against human papillomavirus (HPV) types 16 and 18: pooled analysis of two randomised controlled trials. BMJ. 2010 vol. 340 pp. c712

2005; 366: 144–50
座談会「グローバルな視点からみた感染症対策」日本内科学会雑誌　第86巻　第11号　1997年　P106–129
市田文弘「宿題報告　ウイルス肝炎の臨床　感染・免疫・対策」日本内科学会雑誌　第75巻　第11号　1986年　P1–16
WHO position paper on Hepatitis B vaccines.
http://www.who.int/immunization/topics/hepatitis_b/en/index.html
平成7年度版　科学技術白書
「感染症分野の20世紀を振り返り、21世紀を展望する」日本内科学会雑誌　第91巻　第10号　2002年　P186–205
国立感染症研究所 感染症情報センター　感染症の話　ジフテリア
http://idsc.nih.go.jp/idwr/kansen/k02_g1/k02_14/k02_14.html
（最終閲覧日　2010年7月23日）
渡部幹夫「我が国の予防接種制度についての歴史的一考察」民族衛生　2007年73、P243–252
渡部幹夫　医史学研究「昭和23年の京都・島根ジフテリア予防接種禍事故について」（医療過誤・事故を再びくり返さないために）　医学と医療　2005年454、P25–27
Smith JC,et al. Immunization policy development in the United States:the role of the Advisory Committee on Immunization Practices. Ann Intern Med. 2009; 150 (1): 45–9.
岩田健太郎「予防接種行政に必要なのは日本版ACIP　米国ACIP会議に参加して」週刊医学界新聞　第2857号　2009年11月30日　医学書院
http://www.igaku-shoin.co.jp/paperDetail.do?id=PA02857_03
横田俊平「アメリカの予防接種を決める仕組みAdvisory Committee on Immunization Practicesについて」小児内科　2007年39 (10): 1473–77.
横田俊平、他　「米国「予防接種の実施に関する諮問委員会」Advisory Committee on Immunization Practices（ACIP）について　わが国の予防接種プラン策定に新しいシステムの導入を」日本小児科学会雑誌　2006年110 (6): 756–61.
ACIP紹介サイト
http://www.CDC.gov/vaccines/recs/ACIP/default.htm
（最終閲覧日　2010年7月23日）

由井寅子『予防接種トンデモ論』ホメオパシー出版、2008年
ワクチントーク全国編『新型インフルエンザ　ワクチン・タミフルは危ない!!』ジャパンマシニスト社、2009年
Plotokin S, Orenstein W, Offit P. Vaccines 5th edition. Saunders Elsevier. 2008
Richard E. Neustadt, and Harvey V. Fineberg. The Swine Flu Affair. Decision-Making on a Slippery Disease. University Press of the Pacific. 1978. Reprinted in 2005.

【参考論文・ウェブサイト】

国立感染症研究所 感染症情報センター　感染症の話　日本脳炎
http://idsc.nih.go.jp/idwr/kansen/k02_g1/k02_01/k02_01.html
（最終閲覧日　2010年9月2日）
厚生労働省　日本脳炎ワクチン接種に係るQ&A
http://www.mhlw.go.jp/bunya/kenkou/kekkaku-kansenshou21/dl/nouen_qa.pdf
（最終閲覧日　2010年11月5日）
CDC　immunization schedules
http://www.immunize.org/CDC/schedules/
（最終閲覧日　2010年9月2日）
国立感染症研究所 感染症情報センター　予防接種スケジュール
http://idsc.nih.go.jp/vaccine/dschedule.html
（最終閲覧日　2010年9月2日）
Maruyama T, Taguchi O, Niederman MS et al. Efficacy of 23-valent pneumococcal vaccine in preventing pneumonia and improving survival in nursing home residents: double blind, randomised and placebo controlled trial. BMJ. 2010 Mar 8; 340: c1004. doi: 10.1136/bmj.c1004.
Elimination of Measles—South Korea, 2001–2006. MMWR. 2007: 56; 304–307
Adegbola RA, Secka O, Lahai G et al. Elimination of Haemophilus influenzae type b（Hib）disease from The Gambia after the introduction of routine immunisation with a Hib conjugate vaccine: a prospective study. Lancet

【参考文献】

五十嵐隆（総編集）、渡辺博（専門編集）『小児科臨床ピクシス4　予防接種』中山書店、2008年
茨木保『まんが　医学の歴史』医学書院、2008年
大谷明、三瀬勝利『ワクチンと予防接種の全て　見直されるその威力』金原出版、2009年
京都府衛生部『京都ジフテリア予防接種禍記録』1950年
サイモン・シン、エツァート・エルンスト　青木薫訳『代替医療のトリック』新潮社、2010年
新堂幸司（監修）『東京予防接種禍訴訟上下巻』信山社、2005年
田井中克人『京都ジフテリア予防接種禍事件　69人目の犠牲者』新風舎、2005年
武内一『Hib感染症とHibワクチン　徹底解説ガイドブック』文光堂、2009年
手塚洋輔『戦後行政の構造とディレンマ　予防接種行政の変遷』藤原書店、2010年
トレバー・ガン『予防接種は果たして有効か?』ホメオパシー出版、2003年
日本渡航医学会、海外渡航者のためのワクチンガイドライン2010作成委員会『海外渡航者のためのワクチンガイドライン2010』協和企画、2010年
日本ワクチン学会編『ワクチンの事典』朝倉書店、2004年
松村理司編著『地域医療は再生する　病院総合医の可能性とその教育・研修』医学書院、2010年
松本慶蔵監修『肺炎球菌ワクチンの新しい展開』医薬ジャーナル社、2005年
真々田弘『誰が医療を守るのか　「崩壊」の現場とポリオの記録から』新日本出版社、2010年
毛利子来、母里啓子（編集代表）『予防接種へ行く前に　改訂版』ジャパンマシニスト社、2006年
由井寅子『それでもあなたは新型インフルエンザワクチンを打ちますか？』ホメオパシー出版、2009年

岩田健太郎（いわたけんたろう）

1971年島根県生まれ。神戸大学大学院医学研究科・微生物感染症学講座感染治療学分野教授。1997年、島根医科大学（現・島根大学）卒業。沖縄県立中部病院、コロンビア大学セントルークス・ルーズベルト病院内科などで研修後、中国で医師として働く。NYで炭疽菌テロ、北京でSARS流行時の臨床を経験。2004年帰国し、亀田総合病院（千葉県）に勤務。感染症内科部長、同総合診療・感染症科部長を歴任し、現職。著書に『バイオテロと医師たち』（最上丈二・ペンネーム、集英社新書）、『感染症外来の事件簿』（医学書院）、『感染症は実在しない』（北大路書房）、『麻疹が流行する国で新型インフルエンザは防げるのか』（亜紀書房）など多数。

予防接種(よぼうせっしゅ)は「効(き)く」のか？　ワクチン嫌(ぎら)いを考(かんが)える

2010年12月20日初版1刷発行
2020年3月20日　　5刷発行

著　者 ── 岩田健太郎
発行者 ── 田邉浩司
装　幀 ── アラン・チャン
印刷所 ── 萩原印刷
製本所 ── ナショナル製本
発行所 ── 株式会社光文社
東京都文京区音羽1-16-6（〒112-8011）
https://www.kobunsha.com/
電　話 ── 編集部03（5395）8289　書籍販売部03（5395）8116
業務部03（5395）8125
メール ── sinsyo@kobunsha.com

ISBN 978-4-334-03598-3

光文社新書

241
99・9%は仮説
思いこみで判断しないための考え方
竹内薫
飛行機はなぜ飛ぶのか？　科学では説明できない――科学的に一〇〇%解明されていると思われていることも、実はぜんぶ仮説にすぎなかった！　世界の見え方が変わる科学入門。

371
できそこないの男たち
福岡伸一
〈生命の基本仕様〉――それは女である。オスは、メスが生み出した「使い走り」に過ぎない――。分子生物学が明らかにした「秘密の鍵」とは？《女と男》の《本当の関係》に迫る。

377
暴走する脳科学
哲学・倫理学からの批判的検討
河野哲也
脳研究によって、心の動きがわかるようになるのか。そもそも脳イコール心と言えるのか――。〝脳の時代〟を生きる我々誰しもが持つ疑問に、気鋭の哲学者が明快に答える。

411
傷はぜったい消毒するな
生態系としての皮膚の科学
夏井睦
傷やヤケドが、痛まず、早く、そしてキレイに治る……今注目の「湿潤治療」を確立した医師が紹介。消毒をやめられない医学界の問題や、人間の皮膚の持つ驚くべき力を解き明かす。

445
ニワトリ　愛を独り占めにした鳥
遠藤秀紀
ニワトリは人類とともに何をしでかしているのか――。地球上に一一〇億羽！　現代の「食の神話」を支える〝家畜の最高傑作〟の実力と素顔を、注目の遺体科学者が徹底公開！

472
辺境生物探訪記
生命の本質を求めて
長沼毅　藤崎慎吾
南極や北極などの極地、深海底、火山、砂漠、地底、宇宙空間……どんな過酷な環境にも生命は存在する!?　辺境生物学者とともに〝極限環境〟を巡り、生命の謎と本質に迫る。

473
イルカを食べちゃダメですか？
科学者の追い込み漁体験記
関口雄祐
「えっ！　イルカを食べるの？」という前に漁の現場を見よう。『THE COVE』の舞台・太地でイルカ漁船に便乗し、15年間「おいちゃん」たちと交流した動物行動学者の体験的捕鯨論。

光文社新書

145 **子供の「脳」は肌にある** 山口創

「心」はどう育てたらよいのか――。どんな親でも抱く思いに、身体心理学者が最新の皮膚論を駆使して答える。子供の「心」をつかさどる脳に最も近いのは、じつは肌であった。

201 **発達障害かもしれない** 見た目は普通の、ちょっと変わった子 磯部潮

脳の機能障害として注目を集める高機能自閉症やアスペルガー症候群を中心に、発達障害の基礎知識とその心の世界を、第一線の精神科医が、患者・親の立場に立って解説する。

337 **問題は、躁なんです** 正常と異常のあいだ 春日武彦

〝国民病〟の「うつ」と比べて、知られざる「躁」。たとえばそれは常識では理解し難い奇妙な言動や、不可解な事件の裏に潜む。その奥深い世界を、初めて解き明かした一般書。

398 **精神障害者をどう裁くか** 岩波明

なぜ「心神喪失」犯罪者たちは、すぐに社会に戻ってしまうのか。なぜ刑務所は、精神障害者であふれるようになったのか。日本における司法・医療・福祉システムの問題点を暴く。

404 **日本の子どもの自尊感情はなぜ低いのか** 児童精神科医の現場報告 古荘純一

主観的な幸福度が世界最低レベルの日本の子どもたち。何が子どもたちから自信や心の居場所を奪っているのか。ＱＯＬ調査結果を元に診療や学校現場の豊富な事例を交え考察する。

414 **子どもの将来は「寝室」で決まる** 篠田有子

親離れ・子離れ、きょうだいの確執、セックスレス…。寝室は愛や嫉妬が満ちている。その５０００件の調査を基に家族の悩みを解決！ 知能・感性を伸ばす「寝かたの法則」とは？

469 **一億総ガキ社会** 「成熟拒否」という病 片田珠美

打たれ弱い、何でも人のせいにして責める、依存症――。「スゴイ自分」という幻想（幼児的万能感）をあきらめられないために起きる問題を分析。成熟とは何か、喪失とは何かを考える。

光文社新書

322
高学歴ワーキングプア
「フリーター生産工場」としての大学院
水月昭道

いま大学院博士課程修了者が究極の就職難にあえいでいる。優れた頭脳やスキルをもつ彼らが、なぜフリーターにならざるを得ないのか？　その構造的な問題を当事者自ら解説。

358
「生きづらさ」について
貧困、アイデンティティ、ナショナリズム
雨宮処凛　萱野稔人

多くの人が「生きづらさ」をかかえて生きている。これは現代に特有のものなのか？　不安定な労働や貧困、人間関係や心の病など、「生きづらさ」を生き抜くヒントを探っていく。

378
就活のバカヤロー
企業・大学・学生が演じる茶番劇
石渡嶺司　大沢仁

就職活動、通称「就活」は大いなる茶番劇だ。自己分析病にかかった学生、人材獲得に必死すぎる企業、就職実績をやたら気にする大学、三者三様の愚行と悲哀を徹底リポート。

444
勉強会に1万円払うなら、上司と3回飲みなさい
前川孝雄

どんな会社でも通用する「20代の働き方」とは？　自己啓発にはしる前に、会社組織の中で会社員として働く意味を、若いうちから正しく理解する。部下を持つ上司世代も必読！

465
ルポ　差別と貧困の外国人労働者
安田浩一

日本は、これまで外国人を社会の一員として明確に認識したことがあっただろうか。中国人・日系ブラジル人労働者を中心に、彼らの心の痛みに耳を傾けた渾身のルポルタージュ。

475
希望難民ご一行様
ピースボートと「承認の共同体」幻想
古市憲寿　解説と反論　本田由紀

怒る老人、泣く若者——。「世界平和」や「夢」をかかげたクルーズ船・ピースボートに乗り込んだ東大院生が、船内で見たものとは。コミュニティや居場所の可能性と限界を探る調査報告。

479
ホームレス博士
派遣村・ブラック企業化する大学院
水月昭道

「東大卒の博士でも就職率は四〇パーセント程度」「職なし・非正規博士は一〇万人」——悪化する「高学歴ワーキングプア」問題の解決策を、渦中の僧職系博士が考察する。

光文社新書

166 **オニババ化する女たち** 女性の身体性を取り戻す　三砂ちづる

行き場を失ったエネルギーが男も女も不幸にする⁉　女性保健の分野で活躍する著者が、軽視される性や生殖、出産の経験の重要性を説き、身体の声に耳を傾けた生き方を提案する。

221 **下流社会** 新たな階層集団の出現　三浦展

「いつかはクラウン」から「毎日百円ショップ」の時代へ——。もはや「中流」ではなく「下流」化している若い世代の価値観、生活、消費を豊富なデータから分析。階層問題初の消費社会論。

237 **「ニート」って言うな！**　本田由紀　内藤朝雄　後藤和智

その急増が国を揺るがす大問題のように報じられる「ニート」。日本でのニート問題の論じられ方に疑問を持つ三人が、各々の立場からニート論が覆い隠す真の問題点を明らかにする。

316 **下流社会　第2章** なぜ男は女に〝負けた〟のか　三浦展

全国１万人調査でわかった！「正社員になりたいわけじゃない」「妻に望む年収は５００万円」「ハケン一人暮らしは〝三重楽〟」。男女間の意識ギャップは、下流社会をどこに導くのか？

359 **人が壊れてゆく職場** 自分を守るために何が必要か　笹山尚人

賃金カット、いじめ、パワハラ、解雇、社長の気まぐれetc.弁護士が見聞した、現代の労働現場の驚くべき実態。「こんな社会」で生きるために、何が必要か。その実践的ヒント。

367 **子どもの最貧国・日本** 学力・心身・社会におよぶ諸影響　山野良一

7人に1人の児童が困窮し、ひとり親家庭はOECDで最貧困。日本は米国と並び最低水準の福祉だ。日米での児童福祉の現場経験をふまえ、理論・統計も使い、多角的に実態に迫る。

441 **近頃の若者はなぜダメなのか** 携帯世代と「新村社会」　原田曜平

中高生くらいから携帯を持ち始めた初めての世代である今の20代後半以下は、どういう環境にいて、いつも何を考えているのか？　47都道府県１０００人に取材、足で稼いだ若者論。